INSTRUCTION

POUR SERVIR DE GUIDE

AUX OFFICIERS DE SANTÉ

DANS L'APPRÉCIATION

DES INFIRMITÉS OU MALADIES

QUI RENDENT IMPROPRE AU SERVICE MILITAIRE,

APPROUVÉE

PAR LE PAIR DE FRANCE, MINISTRE SECRÉTAIRE D'ÉTAT DE LA GUERRE,

LE 14 NOVEMBRE 1845,

D'APRÈS LES PROPOSITIONS DU CONSEIL DE SANTÉ DES ARMÉES.

PARIS.

IMPRIMERIE ROYALE.

MARS 1846.

TABLE DES MATIÈRES.

MINISTÈRE DE LA GUERRE.

DIRECTION
DU PERSONNEL
ET DES
OPÉRATIONS MILITAIRES.

BUREAU
DU
RECRUTEMENT
ET
DE LA RÉSERVE.

INSTRUCTION

DESTINÉE A GUIDER

LES OFFICIERS DE SANTÉ

DANS L'APPRÉCIATION

DES INFIRMITÉS OU MALADIES

QUI RENDENT IMPROPRE AU SERVICE MILITAIRE.

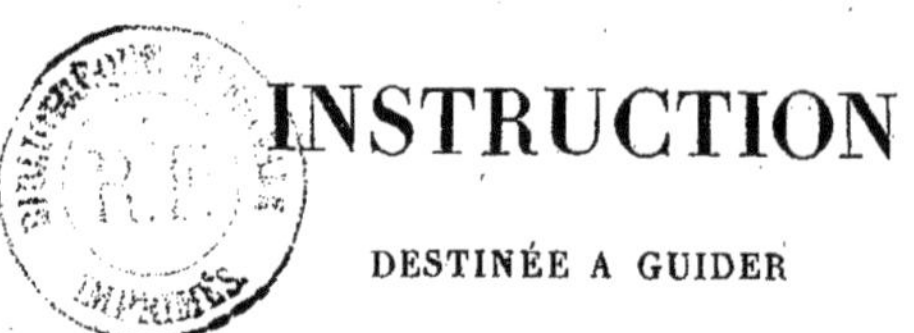

LE PAIR DE FRANCE, MINISTRE SECRÉTAIRE D'ÉTAT DE LA GUERRE, a approuvé, le 14 novembre 1845, d'après les propositions du conseil de santé des armées, l'Instruction dont la teneur suit, pour servir de guide aux officiers de santé dans l'appréciation des infirmités ou maladies qui rendent impropre au service militaire.

OBSERVATIONS PRÉLIMINAIRES.

Le service militaire, à raison des exercices qui lui sont propres, des fatigues, des intempéries, des privations auxquelles il expose et des émotions qu'il excite, exige, de la part des sujets qui entrent ou qui se trouvent dans les cadres de l'armée, certaines conditions d'aptitude déterminées autant dans l'intérêt de la population que dans celui de l'État.

Soit donc que le sujet à examiner obéisse à la loi commune du recrutement, ou qu'il s'enrôle volontairement sous les drapeaux, soit qu'il demande à être admis dans une école militaire, dans le service de santé ou dans une des branches de l'administration de la guerre, une condition préalable est à remplir, condition à laquelle il demeure soumis après l'incorporation, c'est d'être d'une complexion forte, de jouir de la plénitude de ses facultés physiques et morales, enfin de n'avoir aucune infirmité apparente ou cachée de nature à le rendre impropre au service militaire.

Les militaires doivent être sains et vigoureux, non-seulement pour exécuter les travaux matériels qui leur sont imposés et résister aux fatigues qui en sont souvent la suite, mais aussi pour puiser dans le sentiment de la force organique l'énergie nécessaire pour lutter contre les intempéries, réprimer les besoins, braver les obstacles et les périls, se roidir contre les revers, s'habituer à toutes les vicissitudes auxquelles expose le métier des armes en temps de guerre et même en temps de paix.

Par un heureux concours, les exigences de ces diverses conditions sont également favorables aux intérêts civils et aux intérêts militaires. En effet, l'homme incapable, par vice de conformation ou par débilité, de rendre à l'armée les services qu'elle réclame, peut souvent, dans une autre profession, payer à la société le tribut de son travail, améliorer sa santé et prolonger avec utilité sa carrière, tandis que l'admettre à la vie militaire ou le contraindre à y entrer, ce serait le condamner à végéter dans les hôpitaux, à y voir sa constitution se détériorer de plus en plus, et très-souvent, enfin, à y trouver une mort prématurée. L'homme fort revient dans ses foyers, plus vigoureux, plus propre au travail ; l'homme faible succombe, ou rentre valétudinaire, épuisé, à charge à sa famille ou à sa commune.

C'est donc, sous tous les rapports, chose très-grave que le choix des hommes à admettre dans les rangs de l'armée ; et les médecins, arbitres essentiellement compétents, appelés par la loi à concourir à ce choix, comme experts, doivent bien se pénétrer de la responsabilité qu'ils partagent avec les conseils de révision et les autorités militaires : la probité la plus sévère et l'humanité doivent être ici, comme partout ailleurs, les mobiles de leur conduite ; mais ces deux qualités ne suffiraient pas, si elles n'étaient dirigées par un savoir solide, fruit de l'étude, de l'expérience et de la réflexion : car, s'il est des infirmités visibles à tous les yeux et assez facilement appréciables pour que chacun puisse sans hésitation se prononcer, il en est d'autres, et en assez grand nombre, qui, cachées sous de trompeuses apparences, sont liées à des altérations intimes, qu'un praticien instruit, exercé, attentif, peut seul discerner et juger. Or, celles-ci, qui plongent leurs racines dans les organes essentiels à la vie, sont ordinairement les plus graves ; non-seulement elles mettent le sujet dans l'impossibilité de faire un bon service, mais encore elles nécessitent de fréquents et onéreux séjours dans les hôpitaux, et souvent, empirant par l'effet des circonstances défavorables dans lesquelles le militaire se trouve tout à coup placé, le font succomber avant le temps. Le jugement, dans ce cas, dépend en grande partie de la sagacité du médecin et de la confiance que la manifestation de son caractère et de ses connaissances a pu inspirer à l'autorité.

La gravité de cette situation, où l'homme de l'art intervient dans le débat de l'un des grands intérêts de la société, a déterminé à rappeler sérieusement, par la présente instruction, l'attention et les méditations des médecins et chirurgiens sur les devoirs qu'elle impose, les difficultés qui l'entourent, les moyens de surmonter ces difficultés, afin qu'en ayant fait à l'avance l'objet de leurs réflexions, ils soient toujours prêts à remplir une si importante mission, suivant le vœu de la loi qui la leur défère.

Les difficultés dont il vient d'être question se rapportent à trois points, savoir : 1° à l'obscurité qui enveloppe souvent le diagnostic médical, et contre laquelle il n'y a de remède que dans l'instruction et l'expérience précédemment acquises; 2° aux tromperies auxquelles on est exposé de la part des sujets que l'on examine; 3° enfin, dans quelques cas, aux procédés mêmes de l'opération.

Les individus soumis à l'examen peuvent chercher à se soustraire au service, et, dans ce but, ils allèguent quelque infirmité; ou, au contraire, intéressés à se faire admettre ou maintenir au service, ils taisent, ils dissimulent les imperfections qui pourraient motiver leur exclusion.

Dans la première catégorie se trouvent les jeunes gens appelés par la loi; dans la seconde, tous ceux qui se présentent pour servir sous les différents titres d'engagés volontaires, de substituants, de remplaçants, ou les jeunes soldats qui devancent la mise en activité. Cependant, cette distinction ne doit pas être absolue; elle se modifie même nécessairement suivant que l'on considère les mêmes individus avant ou après l'incorporation. Ainsi, dans les contingents, on trouve des sujets qui, soit par indifférence ou manque de ressources, soit par exaltation factice et momentanée ou instinct sincère et généreux, passent sous silence des accidents réels et dissimulent même avec artifice des infirmités qu'ils pourraient faire valoir pour être exemptés. D'autres, après avoir échoué dans leurs tentatives de fraude aux conseils de révision, à la visite générale qui précède la mise en activité, à celle qui se fait à l'arrivée au corps, prennent résolument leur parti et se montrent soldats irréprochables. Au contraire, il n'est pas rare de voir des engagés volontaires se repentir d'une détermination irréfléchie, s'abandonner au découragement et chercher par la ruse à se soustraire à l'obligation qu'ils ont contractée. Ce changement de dispositions est beaucoup plus commun encore parmi les remplaçants : aussi la visite de ceux-ci exige-t-elle une circonspection toute spéciale, qu'il s'agisse de les accepter ou, qu'après avoir été reçus, il soit question de les réformer.

Quelle que soit donc la position des individus soumis à son examen, le médecin, également en garde contre toute espèce d'omission ou de fraude, doit rechercher : 1° s'il n'y a pas une infirmité dont le sujet ignorerait l'existence ou la gravité, qu'il passerait sciemment sous silence, ou enfin qu'il dissimulerait artificieusement; 2° si l'infirmité alléguée existe réellement ou si elle est feinte. Dans ce dernier cas, après avoir constaté la simulation, il ne faudrait pas moins procéder à un examen complet et rigoureux, car l'imposteur pourrait, à son insu, présenter un véritable motif d'incapacité. Dans le premier cas, après avoir reconnu la réalité de l'infirmité, il reste à établir si, par son essence ou sa gravité, elle rend inhabile au service militaire; et subsidiairement, lorsqu'il y a inaptitude, si l'infirmité n'a pas été *provoquée* à dessein.

La question principale est susceptible d'une solution différente, suivant les circonstances dans lesquelles elle se présente.

Ainsi, d'après le numéro 25 de l'instruction du 18 mai 1840, les conseils de révision ne peuvent ajourner ni envoyer à l'hôpital les individus malades ou atteints d'infirmités, attendu que la loi n'autorise aucun ajournement lorsqu'il n'y a pas intervention des tribunaux, ou qu'un délai n'est pas accordé pour production de pièces. Il résulte de cette disposition, 1° que toutes les maladies aiguës des organes importants et l'état de convalescence qui les suit, sauf constatation, entraînent nécessairement l'exemption; 2° qu'à l'égard des appelés qui se rendent à la convocation, la décision doit être prise sans désemparer et d'après les renseignements dont le conseil est en possession. Aux termes des instructions ministérielles, cette décision doit être favorable à tout homme qui n'est pas *évidemment* propre à faire un bon service : par conséquent, le médecin doit se prononcer pour l'*exemption* (1) chaque fois qu'il n'y a pas probabilité d'une prompte et durable guérison, à plus forte raison chaque fois que cette guérison ne peut être obtenue que par une opération sanglante, car on n'a pas le droit d'y recourir contre le gré de l'appelé, et l'on ne pourrait, d'ailleurs, répondre du succès d'une opération, quelque légère qu'elle fût, surtout si elle était faite dans des conditions si défavorables sous le rapport de l'état moral du sujet : l'incertitude exige que l'on s'abstienne.

La *réforme* commande la plus stricte réserve. Il y aurait, en effet, danger moral, si l'armée avait immédiatement sous les yeux l'exemple fréquent d'une trop grande facilité dans l'application de ce moyen de libération. L'État a intérêt, d'un autre côté, à ne pas se dessaisir d'un homme qui ne sera point remplacé, et qui, façonné à la discipline, exercé aux détails du service, peut être très-utile encore, soit dans une arme sédentaire, s'il ne conserve plus assez de vigueur pour continuer

---

(1) On emploiera toujours les termes *exemption* pour l'exclusion des sujets non incorporés, et *réforme* pour le renvoi de ceux qui font déjà partie des cadres de l'armée.

un service actif, soit même dans les rangs de l'armée active, si l'infirmité qu'il accuse n'est point réelle ou si l'art possède les moyens de la guérir. Dans cette dernière circonstance, d'ailleurs, c'est un devoir pour l'administration de donner des soins assidus à tout militaire qui a déjà consacré une certaine partie de son temps à la patrie, supporté des fatigues, couru des dangers, compromis sa santé ou reçu des blessures, contracté enfin des infirmités qui, si elles ne sont pas assez graves pour le mettre hors d'état de pourvoir à ses besoins et lui mériter une pension, peuvent cependant avoir affaibli ses moyens d'existence. Ainsi l'on ne doit demander la réforme d'un homme qu'après avoir épuisé toutes les ressources de l'art pour le guérir, et qu'après l'avoir reconnu hors d'état de continuer à servir activement et incapable de faire un bon service sédentaire, dans le cas où il réunirait les conditions voulues pour être admis dans les vétérans. (Instructions annuelles pour les revues d'inspection générale des corps d'infanterie et de cavalerie.)

L'inaptitude reconnue implique, comme on l'a dit, la question de savoir si elle ne résulte pas d'une mutilation ou d'une provocation volontaires, délit prévu par l'article 41 de la loi de 1832, ainsi conçu : « Les jeunes gens appelés à faire partie du contingent de leur classe, « qui seront prévenus de s'être rendus impropres au service militaire, « soit temporairement, soit d'une manière permanente, dans le but de « se soustraire aux obligations imposées par la présente loi, seront « déférés aux tribunaux par les conseils de révision, etc..... Seront également « ment déférés aux tribunaux les jeunes soldats qui, dans l'intervalle de « la clôture du contingent de leur canton à leur mise en activité, se « seront rendus coupables du même délit. » Le médecin, dans cette conjoncture, doit redoubler de prudence et à la fois de fermeté pour éviter de tomber dans l'un ou l'autre de ces deux écueils, savoir : d'exposer légèrement un innocent à des poursuites judiciaires, ou de faire prononcer l'exemption d'un sujet qui aurait, au contraire, encouru les sévérités de la loi, au préjudice d'un numéro plus élevé. A l'égard des militaires présents sous les drapeaux, c'est à l'officier de santé chargé du service sanitaire à faire spontanément au chef du corps, après y avoir mûrement réfléchi, les déclarations que sa conviction lui suggère.

Les difficultés, enfin, naissent quelquefois des circonstances dans lesquelles l'examen a lieu. Quand on a affaire à des militaires présents sous les drapeaux, on peut, soit au corps, soit dans un hôpital, les soumettre préalablement à une observation minutieuse et prolongée, à des épreuves variées et suivies; on peut s'éclairer des avis de ses confrères, préparer et rassembler à loisir tous les éléments de diagnostic. Mais quand il s'agit d'hommes à admettre dans les rangs de l'armée; on est obligé de se prononcer, dès la première visite, après une courte et rapide exploration. Cette nécessité a pu être la cause de l'admission sous les drapeaux de beaucoup d'hommes impropres au service; et, pour éviter ce grave inconvénient, il faut que les officiers de santé apportent l'attention la plus scrupuleuse à l'accomplissement d'un devoir d'où dépend la bonne composition des corps de l'armée.

Pour atténuer autant que possible les difficultés qui viennent d'être exposées, deux conditions sont indispensables : la première, de bien connaître la nature du service auquel les officiers de santé sont appelés dans ces circonstances; la seconde, de procéder invariablement à l'examen de chaque homme suivant un ordre arrêté d'avance et propre à rappeler à la mémoire, comme des points de repère, tous les détails sur lesquels l'attention doit se porter successivement.

L'homme se présente entièrement nu : on le fait poser les pieds placés sur un tapis ou sur une natte, les talons rapprochés, les bras pendant sur les côtés du corps, les mains étalées et leur paume dirigée en avant. On jette alors sur tout l'individu un regard d'ensemble qui fait apercevoir et juger d'emblée les grands vices de conformation, ceux qui ne peuvent permettre aucun doute sur l'inaptitude au service, tels que le *marasme* ou *l'obésité*, les *difformités considérables de la face*, les *taches larges, livides, poilues, hideuses*, et les *déperditions de substance des joues, la perte des deux yeux ou d'un seul œil, du nez, d'un membre ou d'une partie essentielle d'un membre, de la verge*, les *difformités évidentes des membres, les pieds-bots*, etc.

On passe ensuite successivement à l'examen particulier et détaillé des différentes régions du corps, en commençant par la tête et en procédant dans chaque région de l'extérieur à l'intérieur. On interroge par tous les moyens d'investigation chaque organe, dans le but de s'assurer, 1° si rien ne porte obstacle à la liberté et à la plénitude des actes propres à la profession des armes; 2° si aucune partie ne doit souffrir du port des vêtements, de l'armure et de l'équipement; 3° si, par suite de faiblesse, de disposition morbide ou de maladie existante, la santé et même la vie du sujet ne serait pas compromise par quelqu'une des circonstances ordinaires dans la carrière militaire; 4° enfin, si une infirmité qui ne gênerait pas l'exercice des fonctions, mais qui serait de nature à exciter le dégoût parmi les autres, ne s'opposerait pas à la vie commune des soldats. Les développements suivants donnent l'exemple de l'application de cette méthode.

Les officiers de santé ne perdront pas de vue, d'ailleurs, qu'ils doivent toujours seconder avec déférence l'autorité militaire, qui, par sa position, est plus spécialement appelée à veiller à ce qu'il ne soit admis ou conservé dans les rangs de l'armée que des hommes en état d'y servir activement; ils aideront de leurs lumières cette autorité, dans les cas de *réforme*, afin qu'elle puisse apprécier, conformément à l'instruction ministérielle du 3 mai 1844, lorsqu'il y aura lieu de délivrer soit un congé n° 1, soit un congé n° 2, selon que les blessures ou infirmités qui motiveront la *réforme* de l'homme auront été reçues ou contractées dans le service, ou qu'elles y seront étrangères.

MALADIES DU CRÂNE.

Sous le nom de *teigne*, les médecins ont désigné plusieurs affections différentes quant aux états morbides qui les constituent, et quant aux conséquences à en déduire relativement à l'*exemption* ou à la *réforme*.

TEIGNE.

La teigne faveuse, la plus grave de ces variétés, se distingue par des écailles sèches dès leur apparition, circulaires, jaunâtres, enchâssées dans le derme, creusées en godets. Ces godets caractéristiques ont été comparés aux rayons des ruches à miel, et aux capsules des lichens qui adhèrent à l'écorce des arbres. Ils sont d'autant plus manifestes que la maladie est plus récente, et que les points affectés sont mieux séparés; mais aux époques les plus avancées, et alors que le crâne est en partie recouvert d'une sorte de coiffe irrégulière, on les reconnaît encore en détachant les couches superficielles de la matière secrétée.

1re forme.
Favus,
teigne faveuse.

Cette forme de la teigne est toujours très-grave; liée souvent à un état cachectique, elle peut se transmettre par contagion. Elle excite par son aspect, son odeur, et surtout par la crainte de la communication, une profonde et légitime répugnance. Enfin, la perte des cheveux sur les points envahis est un de ses résultats à peu près constants.

La teigne amiantacée, ordinairement due au *pityriasis*, se reconnaît à des pellicules très-fines de couleur argentine ou nacrée, d'un aspect soyeux et chatoyant analogue à celui de l'amiante, qui entourent la racine des cheveux et les suivent jusqu'à leur extrémité.

2e forme.
Pityriasis,
teigne amiantacée.

Cette affection, sans être aussi grave et aussi rebelle que le favus, résiste cependant presque toujours avec opiniâtreté aux moyens de traitement qu'on lui oppose. Les cheveux, entourés dès leur origine de tissus enflammés, se détériorent, et s'ils ne tombent pas pour ne plus se reproduire, ils poussent faibles, grêles, cassants et rares.

Dans la teigne granulée, due à l'*impétigo*, la tête est couverte de croûtes irrégulières, brunes ou grisâtres, analogues à des fragments de mortier ou de plâtre sali, se détachant de surfaces légèrement humides. Devenues libres, ces croûtes sont sèches, friables, adhérentes aux cheveux qui les traversent, et représentent des granulations de volume variable.

3e forme.
Impétigo,
teigne granulée.

Cette variété de la teigne est souvent la conséquence de la malpropreté ou de la misère. Lorsqu'elle est simple, à un faible degré, et que la constitution du sujet n'offre pas d'altération, elle cède presque toujours à des moyens appropriés et surtout à de meilleures conditions hygiéniques.

4ᵉ forme. Eczéma, teigne furfuracée.

Des lamelles fines, aplaties, légères, blanches et brillantes, se détachant en quantité quelquefois très-considérable, caractérisent la teigne dite furfuracée, parce que ces lamelles, en se brisant, se transforment en une poussière farineuse plus ou moins abondante.

Due le plus ordinairement à l'eczéma, cette forme de la teigne est la moins grave et la moins tenace. Elle est longtemps et souvent compatible avec la conservation des cheveux, qui deviennent cependant quelquefois plus rares.

Elle dépend d'une irritation superficielle du derme chevelu, qui se couvre de petites vésicules dont le liquide se dessèche. La peau conserve longtemps un certain degré de rougeur et d'humidité; lorsque cette exsudation tarit, on découvre encore, dans les points les plus éloignés, quelques vésicules éparses qui reproduisent la forme primitive et élémentaire de la maladie.

Jugement à porter.

Toutes les fois que la teigne faveuse existe avec ses caractères distinctifs, elle doit entraîner l'*exemption* du service militaire.

Il en est de même de la teigne amiantacée et de la teigne granulée, lorsque les produits sécrétés sont abondants, que l'affection s'étend à une partie considérable de la tête, que les cheveux sont altérés dans leur texture, et surtout lorsque le sujet présente les caractères de la constitution lymphatique ou de la diathèse scrofuleuse.

La teigne furfuracée légère et simple est compatible avec l'acceptation pour le service; mais si elle est accompagnée d'exfoliation farineuse considérable, si les cheveux sont rabougris et lanugineux, si la constitution générale est détériorée, l'*exemption* doit être demandée.

Quant à la *réforme* des hommes présents sous les drapeaux, la teigne faveuse, dès qu'elle est établie et qu'elle a résisté aux moyens de traitement qui lui ont été opposés, doit motiver cette réforme.

Il en est de même de toutes les autres formes de teigne, lorsqu'elles persistent et qu'elles sont rebelles aux efforts de la thérapeutique employée avec persévérance. Ici on peut se hâter moins que pour la teigne faveuse, parce que les altérations sont moins profondes, et que l'on peut espérer davantage des guérisons exemptes de calvitie.

Simulation de la teigne.

Ces différentes formes de teigne, et surtout la *faveuse,* sont assez fréquemment l'objet de tentatives de *simulation.* Les fraudeurs emploient ordinairement pour feindre le *favus* l'acide azotique, qu'ils laissent tomber goutte à goutte sur le derme crânien. Par ce moyen, ils obtiennent bien la chute des cheveux, la formation de croûtes jaunes ou plutôt d'escarres arrondies ; mais alors la tête n'a jamais l'odeur caractéristique de la teigne ; les croûtes ne sont pas enfoncées en godets, se détachent en laissant au-dessous d'elles de petites plaies superficielles de bonne nature ; enfin, autour de chacun des points que le caustique a touchés, existe une auréole circonscrite, enflammée, les autres parties du crâne étant à l'état parfaitement sain. Les poudres diverses, plus ou moins grossières, jetées sur la tête et mêlées aux cheveux pour simuler les autres formes de la teigne ne sauraient en imposer, parce que, d'une part, il est facile de les reconnaître directement, et que, de l'autre, les téguments sont sains et les cheveux en bon état, circonstances qui ne se rencontrent pas dans la maladie réelle.

Lorsque la teigne n'a pas encore produit la chute des cheveux, ou leur altération considérable, on tente quelquefois de la dissimuler en nettoyant à fond la tête, en détachant les croûtes au moyen de cataplasmes auxquels on fait succéder des lotions savonneuses. Mais si, dans ces cas, on passe les doigts entre les cheveux, on trouve ordinairement les téguments du crâne chauds et plus ou moins humides. En les examinant après avoir écarté les cheveux, il est facile de constater la présence des érosions plus ou moins profondes, des inflammations vésiculeuses ou autres d'étendue variable qui caractérisent la maladie.

Ces moyens d'exploration du crâne par le toucher et la vue ne doivent jamais être négligés.

Des cheveux abondants, forts, souples, lisses, d'un aspect luisant, annoncent l'état sain des téguments du crâne, auxquels ils fournissent une protection immédiate, efficace et indispensable au militaire pour supporter l'action des divers genres de coiffure et surtout du casque. La perte totale des cheveux sur une étendue considérable de la surface crânienne doit entraîner la demande d'*exemption*. Dans ces cas, la partie dépouillée de cheveux est lisse, luisante, d'une teinte blanc de lait ou jaunâtre ; l'examen le plus attentif ne peut y faire découvrir les points bleuâtres correspondants aux ouvertures des bulbes pileux ; quelquefois on y distingue le tissu de cicatrices superficielles plus ou moins larges résultant des érosions du favus.

Sans être complète, la perte des cheveux peut encore motiver l'*exemption* du service, lorsque les cheveux qui restent sont grêles, courts, rabougris, cassants, et manifestement en quantité insuffisante pour préserver la tête des pressions douloureuses de la coiffure du soldat ou des variations brusques de la température.

Quant à la *réforme,* elle ne doit être prononcée, pour le cas de calvitie ou d'alopécie, que lorsque le sujet a été observé pendant un temps assez

Dissimulation.

CALVITIE
ou ALOPÉCIE.

long pour que la certitude de l'incurabilité soit acquise. Indépendamment des teignes, plusieurs autres affections pouvant entraîner la chute des cheveux, cette précaution est toujours indispensable.

Simulation. — Il n'est pas sans exemple que l'on ait essayé de simuler l'état d'alopécie. L'épilation, faite avec beaucoup de soin, a été employée dans ce cas ; mais elle ne peut jamais, si exacte qu'elle soit, donner aux téguments du crâne l'aspect décrit plus haut. Leur surface, au contraire, reste mate comme celle de toute la peau, et, en examinant de près la partie, on découvre parfaitement les points correspondants aux orifices des bulbes.

Dissimulation. — Quant à l'application des pièces postiches destinées à dissimuler la calvitie, elles échappent difficilement à un œil attentif, et surtout elles n'échappent jamais à cette manœuvre, indiquée précédemment, qui consiste à passer les doigts entre les cheveux pour explorer en les touchant les téguments du crâne.

TUMEURS DE LA TÊTE. — Toute *tumeur volumineuse* de la tête, qu'elle ait sa racine dans l'épaisseur des parties molles ou dans la paroi osseuse, réclame l'*exemption* ; mais, quand elles sont petites, on ne doit s'y arrêter qu'autant qu'elles se montrent dans une région où elles seraient comprimées douloureusement par la coiffure, ou qu'elles sont de mauvaise nature, telle que serait une tumeur fongueuse provenant de la dure-mère, après avoir perforé les tables osseuses. Ce dernier cas est aussi un motif de *réforme*, tandis que les autres peuvent souvent, chez les militaires, disparaître à l'aide d'une opération chirurgicale.

OSSIFICATION IMPARFAITE. — L'*ossification imparfaite* des os du crâne, reconnaissable à la persistance de la fontanelle fronto-pariétale, et quelquefois à l'écartement, à la mobilité, à la dépressibilité élastique des bords des os, est un motif évident d'exemption et de réforme.

CICATRICES ÉTENDUES, GRANDES LÉSIONS. — Il en est de même des *cicatrices* étendues, inégales, fragiles, qui sillonnent largement la surface du crâne, ainsi que des *grandes lésions* provenant de plaies profondes, de dépressions ou d'enfoncements des os, de leur exfoliation ou extraction.

MALADIES DE L'ENCÉPHALE.

Les causes d'inaptitude qui tiennent à l'état des parties contenues dans l'intérieur du crâne sont beaucoup plus difficiles à apprécier, par suite de l'impossibilité de porter l'exploration des sens au delà de la voûte osseuse. Cet état se traduisant d'ailleurs le plus communément par des actes des organes soumis à la volonté, les moyens de *simulation* se trouvent, en quelque sorte, à la discrétion des individus qu'on est

IMBÉCILLITÉ, ALIÉNATION MENTALE. — appelé à examiner. C'est particulièrement ce qui a lieu pour l'*imbécillité*, pour les diverses espèces d'aliénation mentale, telles que la *démence*, la *manie*, la *monomanie*, qu'il est superflu de signaler comme des motifs absolus d'*exemption* et de *réforme* lorsqu'elles sont avérées, mais dont il est impossible de constater la réalité dans la visite rapide qui se fait au conseil de révision. La notoriété publique peut seule certifier le fait, et c'est au conseil à la provoquer, à en recueillir les éléments authentiques. Le médecin néanmoins pourra, dans certains cas, en corroborer le témoignage par des présomptions fondées sur l'habitude extérieure, l'expression de la physionomie, la configuration de la tête. L'imbécillité, arrivée à un degré prononcé, par exemple, a ordinairement des traits auxquels on ne peut la méconnaître. Toutefois, il ne faut pas oublier qu'on rencontre aussi des imbécilles de naissance dont l'infirmité n'est exprimée par aucune anomalie dans la conformation de la tête.

Les nuances qui distinguent la folie de l'état de raison sont quelquefois si fugitives et en même temps si variées, qu'il est très-difficile au médecin de les saisir, même lorsqu'il peut entourer d'une surveillance assidue et prolongée l'individu qui est présumé en être atteint, ainsi que peuvent le faire les officiers de santé des corps, et surtout ceux des hôpitaux, à l'égard des militaires présents sous les drapeaux. Sans doute il est des cas dans lesquels les caractères de l'aliénation mentale sont si évidents, si bien établis par des preuves et des témoignages incontestables, que tout le monde est apte à les reconnaître; mais il en est d'autres qui sont tellement obscurs qu'il faut, pour arriver à la connaissance de la vérité, soumettre l'individu suspect à une observation suivie et intelligente. C'est surtout lorsqu'il pense être seul et à l'abri de tous les regards qu'il convient de l'observer. Dans d'autres moments, on devra le provoquer à la conversation, le sonder par un interrogatoire varié, lui adresser des questions nombreuses, précipitées, se rattachant à des ordres d'idées différents, de manière à ne pas lui laisser le temps de préparer ses réponses, à lui arracher une de ces paroles qui échappent involontairement en devançant la réflexion, à le surprendre enfin, et à l'amener à se contredire. On devra en même temps interroger sa physionomie, ses gestes, son maintien, et remarquer s'ils sont en harmonie ou en désaccord avec l'altération intellectuelle dont il s'agit; tantôt on épiera secrètement ses discours et sa tenue, en le mettant en rapport avec des personnes intelligentes qui devront paraître étrangères aux investigations dont il est l'objet; d'autres fois, au contraire, il conviendra de le laisser s'apercevoir qu'on l'examine : il y a, en effet, cette différence capitale entre l'aliéné et le simulateur, que le premier, s'il s'aperçoit qu'on l'observe pour statuer sur son état, s'en irrite et prend une infinité de précautions pour répondre juste à toutes les questions, tandis que le second non-seulement ne repousse pas avec autant de force l'imputation de folie, mais même exagère presque toujours les actes qu'il suppose propres à faire croire à cette infirmité.

Il faut à l'improviste et à plusieurs reprises examiner le sujet pendant la nuit, car il est de la plus haute importance de connaître l'état du sommeil. On a cité d'une manière trop générale l'insomnie opiniâtre comme l'un des caractères les moins équivoques de l'*aliénation mentale*. Ce symptôme n'appartient qu'à la *manie*: le sommeil des vrais *maniaques* est en effet agité, interrompu, souvent presque nul; chez un faux maniaque l'inverse a lieu, et cela d'autant mieux que pendant la journée il aura multiplié les efforts pour paraître agité et furieux. Les *déments,* au contraire, ont le sommeil profond; ils dorment souvent une grande partie de la journée. Chez les *monomanes*, le sommeil est le plus souvent agité, troublé par des hallucinations; fréquemment le malade révèle en dormant l'objet de son délire, tandis que pendant la veille il s'étudiait à le tenir caché.

On tiendra compte des antécédents du malade, de ses habitudes et surtout des passions auxquelles il était enclin.

Enfin, on trouvera, dans le traitement, des occasions d'épreuves quelquefois décisives. Ainsi les moyens énergiques, rigoureux, douloureux même, qui seraient propres à guérir la maladie si elle était réelle, pourront souvent venir en aide au diagnostic; mais il doit être bien entendu que, dans aucune circonstance, les mesures employées ne doivent être cruelles, ni capables de porter préjudice.

Les considérations précédemment exposées relativement à la *folie* s'appliquent aussi à la *catalepsie* et à l'*épilepsie,* affections intermittentes, essentiellement incompatibles avec le service militaire. Le médecin, devant le conseil de révision, n'a aucun moyen de constater, ni souvent même de présumer la *dissimulation* de ces maladies; quant à la *simulation,* il ne peut acquérir que des présomptions plus ou moins fortes, et il doit en référer à la notoriété publique, à moins que, par un hasard très-rare, il ne se trouve, à ce moment même, témoin d'un accès.

CATALEPSIE.

Dans ce cas, la *catalepsie* est facile à reconnaître : elle se manifeste tout à coup par la suspension plus ou moins complète et par la contracture tétanique, générale ou partielle, du système musculaire, avec cette singulière particularité, que les membres, cédant aux efforts qu'on fait pour les mouvoir, conservent souvent pendant toute la durée de l'attaque la situation qu'on leur donne. Les individus qui essayent de contrefaire cette maladie ne peuvent pas imiter la contracture qui lui est propre; on sent, lorsqu'on fléchit et qu'on étend les membres, une suite de petits mouvements saccadés qui tient à ce que les prétendus malades font continuellement de rapides efforts pour soutenir la contraction de leurs membres, afin de garder la position qu'on leur donne; d'autres s'imaginent qu'il faut déployer une force considérable, et cette exagération suffit pour les trahir; on peut, d'ailleurs, les vaincre par une puissance proportionnée à celle qu'ils emploient, par un poids, par exemple, suspendu à l'extrémité du membre.

Les accès d'*épilepsie* proprement dits, consistent, comme ceux de la cata-lepsie, dans une perte subite du sentiment et de l'intelligence, et dans une perversion de l'action des muscles soumis ordinairement à la volonté; mais cette perversion, au lieu de s'exprimer, comme dans la catalepsie, par une contraction permanente, se manifeste par des convulsions, c'est-à-dire par des contractions et des extensions alternatives plus ou moins violentes et désordonnées. Cette différence dans les symptômes en amène une très-grande aussi dans la facilité de discerner la simulation de la réalité. Toutes les attaques de catalepsie sont uniformes, identiques; il est difficile au con-traire de voir, même sur un seul individu, deux attaques épileptiques sem-blables, et l'on conçoit combien dans ce cas la diversité des accidents, jointe à la véhémence avec laquelle ils se présentent ordinairement, apporte d'obs-curité et d'obstacle dans les investigations. Aussi l'épilepsie est-elle fré-quemment *simulée*, et quelquefois avec tant d'adresse, qu'on a peine à croire à la supercherie. Cependant il est des signes qui échappent diffi-cilement à un médecin attentif et sagace : tantôt l'individu commence par perdre connaissance, et il entre immédiatement après dans les convul-sions; d'autres fois la chute est le premier symptôme qui se manifeste : l'individu en pressent l'imminence, il prévient les assistants et incontinent les contractions se déclarent. Dans l'un et l'autre cas, les convulsions varient à l'infini dans leur intensité, leur siége et leur étendue, mais au milieu même de cette diversité et de cette agitation, quelques phénomènes constants se présentent, auxquels la simulation ne peut jamais atteindre : telles sont la simultanéité des secousses, la tuméfaction du visage, qui prend en même temps une teinte bleuâtre et même noirâtre; l'abon-dante émission d'une salive épaisse, écumeuse, signe que quelques indi-vidus cherchent vainement à représenter par de la mousse de savon; enfin l'abolition de la sensibilité et la perte de connaissance. Le malade ne perçoit rien, ni le bruit qu'on fait autour de lui, ni les stimulants qu'on présente à ses organes de relation, ni les paroles qu'on prononce à ses côtés : l'action inattendue, sur les narines, de l'ammoniaque ou du gaz qui s'échappe du soufre allumé, le chatouillement imprévu de la plante des pieds, une soudaine et copieuse aspersion d'eau froide, la brusque application d'un corps très-chaud, suffisent presque toujours pour pro-voquer, chez les imposteurs, des marques de perception qui démasquent leur fraîche. La pupille, toujours immobile chez les vrais épileptiques, se resserre chez les fourbes, lorsque, malgré leurs contorsions calculées, on parvient à diriger sur leurs yeux une lumière vive. Enfin, les suites immédiates de l'attaque ont aussi leurs caractères, dont quelques-uns ne peuvent être imités : ainsi, au bout d'un certain temps, les muscles se détendent; les parties reprennent leur position naturelle, la peau se couvre de sueur, surtout à la tête, au cou, à la poitrine; le malade, plongé dans un assoupissement profond, fait entendre un ronflement particulier; la face devient extrêmement pâle, signe que la simulation ne peut jamais reproduire; le pouls se régularise, se ralentit; la respiration redevient normale; cependant la connaissance n'est pas revenue. Au bout d'un nouvel espace de temps, les yeux s'entr'ouvent et restent fixes, comme hébétés; le malade, dans une espèce de stupeur et sans avoir la perception de ce qui vient de lui arriver, prononce quelques mots, se plaint de douleurs dans la tête, d'une fatigue générale; enfin, il reprend ses sens et succombe à un impérieux sommeil.

Il est rare, comme on l'a dit, que ces accès se déclarent sous les yeux du conseil de révision; le médecin, à leur défaut, ne peut énoncer que des probabilités dont il puise les éléments dans un habile interrogatoire et dans l'analyse des apparences extérieures.

Celles-ci sont peu significatives dans la *catalepsie*, où l'on n'a guère à tenir compte que du tempérament, qui est ordinairement nerveux.

Dans l'*épilepsie*, surtout dans celle qui est ancienne, on peut observer, ensemble ou séparément, quelque déformation de l'enveloppe osseuse de la tête et une expression spéciale de la physionomie, qui prêtent plus ou moins de vraisemblance aux allégations du réclamant, sans toutefois que l'absence de ces signes autorise à conclure en sens opposé.

Quant aux traits de la physionomie, on les a systématiquement groupés dans le tableau suivant, que la nature, il est vrai de le dire, offre rarement aussi complet, aussi prononcé, mais qui peut fournir cependant quelques indications précieuses. L'épileptique porte sur son visage l'empreinte de la timidité, de la honte, de la tristesse, de la stupidité; ses paupières supérieures tendent à s'abaisser; sa tête est déviée de l'attitude naturelle, et le plus souvent penchée en avant; la peau de la face est terne, ridée; la pupille est dilatée, la voix rauque, les veines sont grosses, les narines élargies, les lèvres épaisses et colorées, les bords libres des dents incisives de l'une et de l'autre mâchoire usés obliquement sur les parties correspondantes.

Chez les sujets incorporés, ces données rationnelles pourront aussi être prises en considération, mais accessoirement : on peut, dans les hôpitaux, prendre toutes les dispositions convenables pour assister aux accès ou pour y faire assister un délégué compétent, et ce n'est que sur cette expérience propre ou sur ce témoignage authentique, ce n'est qu'après avoir constaté positivement la réalité de la maladie, qu'on peut établir une proposition de réforme. Pour arriver à cette fin, on devra, chaque fois que l'on sera appelé à constater un accès, se souvenir des indications qui ont été données ci-dessus et se livrer aux épreuves qui en découlent. A cette occasion le conseil de santé des armées se prononce contre l'usage, qui est encore suivi par quelques praticiens et conseillé par quelques auteurs, de faire tomber sur une partie du corps de la cire à cacheter enflammée, car il est plusieurs fois résulté de cette pratique des brûlures profondes qui ont produit de graves et d'irréparables lésions. Il n'est pas enfin inutile de rappeler que les malheureux véritablement atteints d'*épilepsie* présentent presque toujours, après les accès, des meurtrissures, des contusions, des plaies mêmes qu'ils se sont faites en tombant à l'improviste, tandis que les simulateurs, choisissant le temps et le lieu qui convient le mieux à leur projet, ont soin d'éviter les accidents dont il vient d'être parlé.

Toutes les observations précédentes concernant les lésions de l'encéphale peuvent aussi trouver leur application dans le diagnostic d'autres maladies analogues, telles que les *convulsions,* la *danse de Saint-Guy* ou *chorée,* le *tremblement* et le *délire des ivrognes,* ou *delirium tremens.* Ces affections sont des cas d'*exemption.* Lorsqu'elles se déclarent après l'incorporation, on doit d'abord en entreprendre la guérison, puis statuer suivant que le sujet se montrera plus ou moins susceptible de récidive ou que la maladie aura résisté aux moyens employés.

MALADIES DES YEUX.

Instruments d'une fonction dont le libre et plein exercice est indispensable à l'homme de guerre, les yeux sont souvent le siége, soit dans leurs annexes, c'est-à-dire les paupières et les voies lacrymales, soit dans le globe, organe immédiat de la vision, d'infirmités qui rendent impropre au service militaire, et dont quelques-unes peuvent être dissimulées, d'autres simulées ou provoquées.

Les affections des paupières susceptibles d'entraîner l'*exemption* sont : 1° les *kystes,* développés dans l'épaisseur de ces organes, lorsqu'ils sont assez volumineux pour occasionner une gêne considérable, et opposer un obstacle à l'exercice de la vision; 2° les *tumeurs squirrheuses* et les *dégénérescences cancéreuses,* qui, par leur gravité, commandent l'exclusion du service militaire, dans quelque région qu'elles existent; 3° le *clignotement continuel;* 4° les diverses *paralysies* des paupières; 5° l'*inflammation chro-*

nique de la conjonctive, le flux puriforme ou *purulent, l'ulcération du bord libre des paupières, la perte des cils;* 6° *les adhérences des paupières avec le globe oculaire;* 7° *le renversement en dedans ou en dehors de l'une d'elles;* 8° *la direction vicieuse des cils contre la surface de l'œil,* avec déplacement du rebord palpébral.

Plusieurs de ces lésions peuvent être guéries à l'aide d'un traitement méthodique ou d'une opération chirurgicale peu grave; elles ne sont point, par conséquent, pour les militaires des motifs nécessaires de *réforme;* ainsi, l'extirpation des *tumeurs enkystées* est presque toujours assez facile, les *adhérences anormales* peuvent être rompues au moyen d'un stylet, lorsqu'elles sont peu étendues, ou divisées par l'instrument tranchant.

Les *engorgements squirrheux* et les *boutons cancéreux,* s'ils sont petits, peuvent ordinairement être extirpés; mais ils laissent toujours, même après la cicatrisation, une très-grande disposition aux récidives, et si celle-ci a lieu, si faible qu'elle soit, la *réforme* doit en être la conséquence.

Les paupières peuvent être frappées d'impuissance dans l'un ou l'autre de leurs deux mouvements opposés, savoir : l'écartement, qui s'opère par la contraction du muscle releveur de la paupière supérieure, et l'occlusion, qui s'effectue par le resserrement du muscle orbiculaire.

De la lésion du premier genre résulte l'abaissement permanent de la paupière supérieure, lequel tient directement ou indirectement à l'inaction du muscle releveur : directement, lorsqu'il y a paralysie de ce muscle, produite par une lésion du filet nerveux que lui fournit la troisième paire; indirectement, lorsque, par suite d'une lésion du rameau externe de la branche ophthalmique émanée de la cinquième paire, la sensibilité locale étant abolie ou affaiblie, la paupière n'éprouve plus le besoin du mouvement répété et instinctif qui lui est propre dans l'état normal : dans ce cas, le muscle, sans être virtuellement paralysé, reste inactif faute d'excitation, la paupière tombe par son propre poids et par le retrait élastique des fibres de l'orbiculaire. C'est pour avoir négligé ces considérations que, contrairement à l'opinion et aux faits publiés par plusieurs auteurs, on a mis en doute la possibilité du relâchement de la paupière supérieure, par suite d'une blessure dans laquelle le nerf frontal aurait été intéressé. Or, cette distinction, dont on verra ressortir l'importance au sujet de la simulation, est nécessaire aussi pour l'appréciation des ressources thérapeutiques. Ainsi, dans le cas de lésion du nerf frontal, les filets du rameau interne de ce nerf restant intacts, on peut espérer de rétablir la sensibilité; tandis que la paralysie qui peut résulter d'une compression exercée dans l'intérieur de l'orbite, ou d'une altération grave du cerveau, résiste presque toujours aux efforts de l'art.

Quoi qu'il en soit, la paupière supérieure paralysée est toujours flasque, molle, ordinairement œdémateuse près de son bord libre; on la soulève comme une voile inerte, elle retombe aussitôt qu'on l'a lâchée, et revient avec lenteur à son point de départ. L'action de découvrir ou de fermer l'autre œil n'exerce sur elle aucune influence; enfin, dans le cas de lésion intra-orbiculaire de la troisième paire, l'œil correspondant à la maladie est presque toujours dévié en dehors.

Cette paralysie, parfois simulée, ne le sera jamais avec succès si l'on y porte attention. Chez le fraudeur, le caractère d'œdématie et d'inertie passive de la paupière abaissée n'existe pas. Si l'on engage le sujet à regarder en haut, on constate que la paupière prétendue malade ne se maintient abaissée que par la contraction de l'orbiculaire. Si, après avoir distrait l'attention du fraudeur, on lui montre vivement un objet élevé, presque constamment l'œil voilé se découvre. Enfin, cet œil conserve toujours sa rectitude normale.

La paralysie de l'orbiculaire dépend d'une lésion de la portion du nerf facial qui pénètre, par une série de filets radiés, dans la circonférence externe de ce muscle. Elle a pour effet de produire l'écartement des deux voiles membraneux, d'un côté, par la chute et le renversement de la paupière inférieure, qui cède à son propre poids, de l'autre, par l'élévation de la paupière supérieure, qui résulte, même hors l'état de contraction volontaire, du retrait à la fois élastique et tonique du muscle releveur. Toutefois, on reconnaîtra que l'élévation de la paupière supérieure n'entre que pour une très-faible part dans l'écartement des deux organes, si l'on pense que, dans l'état naturel, la plus forte contraction du muscle releveur ne porte jamais le bord libre de cette paupière au-dessus de la circonférence de la cornée, et qu'ici sa tendance à la rétraction est contre-balancée par l'action de la pesanteur, ainsi que par le relâchement concomitant du muscle surcilier et de la partie antérieure de l'occipito-frontal, qui reçoivent leurs nerfs moteurs de la même paire que l'orbiculaire. C'est donc principalement à l'affaissement de la paupière inférieure qu'il faut imputer l'écartement permanent des paupières. Il résulte de cette affection des conséquences assez graves : les larmes ne sont plus uniformément étendues à la surface de l'œil, car le clignement est devenu impossible; elles tombent en partie sur les joues; l'œil, constamment découvert et privé de lubréfaction, s'irrite, se sèche; la conjonctive s'enflamme, et souvent la cornée devient opaque. Cette infirmité est presque toujours accompagnée de la paralysie des autres parties de la face auxquelles le nerf facial se distribue, et quelquefois de celle des autres régions de la moitié correspondante du corps : cette coïncidence fournit la démonstration qu'elle dépend d'une lésion de l'encéphale.

Simulation.

La paralysie du muscle orbiculaire, même isolée, ne peut être ni simulée ni méconnue. L'extension de la paralysie aux muscles de la face ou de la moitié du corps du côté correspondant ajoute à la facilité du diagnostic comme, presque toujours, à la gravité de pronostic de la maladie.

Jugement à porter.

La paralysie bien constatée des paupières est une infirmité qui doit toujours motiver la demande d'*exemption* du service militaire.

Chez les hommes présents sous les drapeaux, ces affections n'entraînent la proposition de *réforme* que lorsqu'elles ont résisté aux moyens de traitement qu'on peut leur opposer. La paralysie du muscle orbiculaire, par exemple, même accompagnée de celle des muscles du côté correspondant de la face, est assez souvent produite par une lésion du nerf facial, par l'impression du froid, une contusion, etc., et l'on peut espérer en obtenir la guérison; mais cette possibilité de guérir, qui s'oppose à la proposition immédiate de *réforme*, n'est pas assez certaine pour autoriser l'admission d'un appelé.

OPHTHALMIE OU CONJONCTIVE CHRONIQUE.

L'ophthalmie chronique ne tarde pas à déterminer, dans l'appareil de la vision, des désordres susceptibles de gêner ses fonctions d'une manière notable. Elle se lie souvent à un état général de faiblesse ou de cachexie, ordinairement scrofuleuse. Le clignotement qui l'accompagne amène fréquemment, à la face cutanée des paupières, des rides prononcées, et à l'angle externe de l'œil, des plis convergents désignés sous le nom de patte d'oie. La conjonctive est plus ou moins rouge, parcourue par des vaisseaux développés, et cette rougeur se propage à la face interne et aux bords des paupières. La lumière est supportée difficilement, et sous son influence, les paupières se rapprochent involontairement avec plus ou moins de violence, en même temps que l'injection des tissus augmente.

Provocation et simulation.

L'ophthalmie peut être provoquée soit à l'état aigu, soit à l'état chronique. Le premier de ces états ne constituant jamais, tant qu'il est simple, un cas ni d'*exemption* ni de *réforme*, il est inutile de s'en occuper.

Quant au second, on a vu se présenter devant le conseil de révision des hommes qui s'étaient fait arracher des cils, cautériser ou irriter les bords libres des paupières, et se prétendaient atteints d'ophthalmie chronique. Mais on ne trouve alors ni rides aux paupières, ni patte d'oie, ni relâchement; mais, au contraire, la surface est plus ou moins chaude, rouge, tuméfiée, et ces caractères ne permettent pas de méconnaître une affection récente, aigue. Il se peut toutefois que, par suite de l'application longtemps continuée des agents irritants, des désordres graves soient produits; alors la maladie est, non plus simulée, mais réelle, provoquée, et elle entraîne les mêmes conséquences que si elle était survenue accidentellement. On peut bien encore, dans ces cas, soupçonner la fraude, au bon état général de la constitution, à l'absence des rides de la paupière, de celles de la patte d'oie; mais les présomptions sont alors trop faibles pour servir de base à des poursuites dans l'intérêt de la vindicte publique. Les cas de ce genre sont d'ailleurs heureusement rares, à raison de la crainte des suites funestes, telles que la perte de la vue, que l'action prolongée des irritants peut entraîner.

Sous le rapport de l'*exemption*, l'ophthalmie chronique ne doit en motiver la demande qu'autant qu'elle est ancienne, et alors qu'elle a entraîné dans les parties qu'elle affecte des désordres plus ou moins considérables et un flux puriforme abondant. La coexistence d'un tempérament lymphatique prononcé ou de scrofules ajoutera aux motifs de l'exemption. Mais lorsque l'ophthalmie chronique est simple, que l'appareil oculaire n'a pas subi d'altération, que la constitution des sujets est bonne, il est vraisemblable qu'elle dépend de causes professionnelles, et qu'elle guérira d'elle-même sous l'influence d'autres manières de vivre. C'est ainsi que les horlogers, les graveurs, les forgerons, les hommes qui vivent dans des poussières irritantes, ont souvent les yeux rouges, irritables, et doivent néanmoins être admis, si toutes les circonstances de constitution générale et d'intégrité des tissus sont favorables.

Jugement à porter.

Sous le rapport de la *réforme*, l'ophthalmie chronique ne peut engager à la demander que lorsque la résistance aux moyens curatifs les mieux appropriés à sa nature et à ses causes a démontré qu'elle est incurable. L'extrême facilité avec laquelle elle se reproduit est une des conditions de cette incurabilité.

La *chute des cils*, qui laisse l'œil sans défense contre la vivacité de la lumière et contre le contact irritant des corps suspendus dans l'air, est un motif d'exclusion.

CHUTE DES CILS.

Le *renversement en dehors* de l'une ou l'autre, et quelquefois des deux paupières à la fois, ou *ectropion*, se divise, suivant la cause, en deux espèces qui offrent entre elles une grande différence pour la curabilité, et par conséquent pour le droit qu'elles ouvrent à la *réforme*. L'une de ces espèces est produite par le boursoufflement, le gonflement considérable de la conjonctive palpébrale, qui non-seulement écarte du globe de l'œil les bords des paupières, mais les presse et les renverse au dehors; l'autre espèce résulte des pertes de substances éprouvées par la peau qui recouvre les paupières ou les environs, et des cicatrices bridées qui en ont été la suite. La petite vérole confluente, des brûlures profondes ou des plaies avec perte de substances sont les causes les plus ordinaires de ces lésions. La première espèce de l'ectropion est presque toujours susceptible de guérison par l'ablation de la partie excédante de la membrane interne des paupières; on ne l'observe presque jamais qu'à la paupière

ECTROPION.

inférieure. La seconde espèce, au contraire, si elle n'est pas absolument incurable, ne peut jamais être corrigée d'une manière complète. Elle constitue donc un cas rigoureux de *réforme* aussi bien que d'*exemption*. Elle occasionne une difformité considérable, l'écoulement continuel des larmes sur la joue, la sécheresse de l'œil, une ophthalmie chronique sans cesse exaspérée, l'impossibilité de supporter la lumière, et enfin l'opacité et l'ulcération de la cornée.

ENTROPION.

TRICHIASIS.

La *direction vicieuse des cils* contre le globe de l'œil, qu'elle tienne à l'inversion de la paupière correspondante (*entropion*), ou qu'elle soit exempte de toute déviation du rebord palpébral (*trichiasis*), est une cause permanente d'irritation très-incommode, qui rend l'éclat de la lumière insupportable, et entretient les ophthalmies chroniques les plus rebelles et les plus graves. Ces deux états doivent donc motiver l'*exemption*. Toutefois, l'art possède contre la première espèce des moyens de guérison souvent efficaces, quoique incertains, ce qui exclut la nécessité absolue de la *réforme;* la seconde espèce, qui heureusement est beaucoup plus rare, est presque toujours incurable.

Simulation du clignotement habituel.

Le *clignotement* peut être *simulé* par le simple effet de la volonté, ou *provoqué* par la présence momentanée de quelque corps irritant. Dans le premier cas, il faut observer le sujet sans qu'il s'en doute, en détournant son attention ou en la faisant exciter par d'autres ; dans le second, la supercherie se trahit elle-même en produisant le larmoiement et une rougeur vive de la conjonctive. D'ailleurs, on remarque plutôt la prédominance du resserrement du muscle orbiculaire qu'une alternative régulière, quoique instantanée, dans le rapprochement et l'écartement des paupières ; du reste, cet effet n'étant qu'accidentel et passager, comme la cause qui le produit, n'implique pas l'incapacité de servir.

Chacune des parties dont l'ensemble constitue les voies lacrymales peut être le siége de quelque affection rendant impropre au service militaire : ainsi, à l'angle externe de l'œil, on voit quelquefois la *glande lacrymale*, tuméfiée, soulever la paupière supérieure, faire saillie au

TUMÉFACTION DE LA GLANDE LACRYMALE.

dehors, pousser le globe oculaire en dedans, en bas et en avant vers le nez, et le chasser de l'orbite, ce qui apporte dans l'axe visuel un déplacement assez considérable pour nuire à la netteté de la vue. Cette maladie, qui ne peut, d'ailleurs, être ni *simulée*, ni *dissimulée*, est un motif absolu d'*exclusion*. Chez les militaires, bien que la tumeur puisse être enlevée avec succès, surtout lorsqu'on entreprend cette opération de bonne heure, la réforme est presque inévitable. La suppression des larmes, qui est la conséquence de l'extirpation de la glande qui les sécrète, expose l'œil à des causes fréquentes d'inflammation, en le privant non-seulement d'une lubréfaction continuelle, que ne remplacent qu'insuffisamment l'exhalation de la conjonctive et l'humeur des follicules de Meïbomius, mais encore du moyen destiné à entraîner, par une supersécrétion, les corps étrangers accidentellement introduits entre les paupières et le globe oculaire, par exemple, la poussière, si abondante pendant les marches d'été.

Un effet opposé, c'est-à-dire le *larmoiement* habituel assez abondant pour que les larmes, à la plus légère excitation, inondent la surface de l'œil et se répandent sur les joues, produit aussi l'inhabilité au service, à cause de l'irritation permanente qui en résulte, et surtout à cause du trouble et de la fatigue qu'apporte, dans la vue, la nouvelle réfraction à laquelle les rayons lumineux sont soumis avant de pénétrer à travers la pupille. Toutefois, cette infirmité n'est ordinairement que la conséquence de lésions variées qu'il importe de rechercher, parce que ce sont elles, plutôt que leur résultat, qui doivent motiver la décision à intervenir. LARMOIEMENT HABITUEL.

Au surplus, il est facile de distinguer le larmoiement lent et régulier occasionné par des lésions anciennes et permanentes, de l'épiphora passager, qui pourrait être excité, dans la vue de le simuler, par l'application de substances irritantes à la surface de l'œil. Simulation.

La *destruction des points lacrymaux*, accident heureusement fort rare, absolument sans remède, est un cas d'*exemption* et de *réforme*. On en doit dire autant de leur *oblitération* et de celle *des conduits lacrymaux*. DESTRUCTION, OBLITÉRATION DES POINTS LACRYMAUX.

La *déviation des points et des conduits lacrymaux*, assez prononcée pour les empêcher de remplir leurs fonctions, et qui peut être la suite de l'engorgement chronique de la conjonctive environnante, d'une tumeur développée dans cette région, ou du renversement, produit par une perte de substance, de la paupière inférieure, est toujours une condition d'*exemption*, mais non de *réforme*, car elle est assez souvent susceptible d'une guérison radicale. DÉVIATION DES POINTS ET DES CONDUITS LACRYMAUX.

La *tumeur et la fistule lacrymales*, degrés différents d'une même maladie, sont des cas manifestes d'*exemption* et même de *réforme*, car les sujets conservent toujours, après la guérison, une tendance à la récidive à laquelle il serait injuste de les tenir exposés: elles ne peuvent, ni l'une ni l'autre, être *simulées* ni *dissimulées*. Pour reconnaître la tumeur, qui est le premier degré de la maladie, il suffit, si l'on ne s'en rapporte point à la coïncidence du larmoiement continuel avec la distension du sac lacrymal, de presser celui-ci, pour faire remonter le fluide qu'il contient et le voir sortir par les points lacrymaux. Dans la fistule, l'écoulement des larmes par le point ulcéré et la possibilité de sonder le canal par l'ouverture extérieure, ne laissent aucune place au doute. TUMEUR ET FISTULE LACRYMALES.

La caroncule lacrymale est parfois le siége d'une excroissance molle, ENCANTHIS.

rouge ou livide, qui, d'abord peu volumineuse, acquiert successivement un développement qui devient quelquefois considérable. L'interposition de cette tumeur, ou *encanthis*, entre la commissure des paupières, qu'elle maintient nécessairement écartées, entretient une ophthalmie chronique, et produit souvent le larmoiement en renversant en dehors les orifices des conduits lacrymaux. L'*encanthis* présente quelquefois le caractère cancéreux, et dans ce cas il nécessite rigoureusement l'*exclusion* du service. Lorsqu'il est bénin, il exige toujours l'*exemption*, car il n'est guère guérissable que par l'extirpation ; mais il ne justifie la *réforme* que lorsque son volume empêche d'en faire l'ablation, ou lorsqu'après celle-ci, il est resté quelque infirmité grave, telle que le larmoiement continuel ou le renversement de la paupière.

MALADIES DU GLOBE DE L'ŒIL.

Le globe de l'œil peut présenter dans sa situation et sa direction, dans la texture, la forme, la proportion de chacune de ses parties, et enfin dans ses propriétés vitales, des modifications variées, sur lesquelles l'attention du médecin est souvent appelée.

EXOPHTHALMIE.

Le *déplacement de l'œil* ne peut avoir lieu qu'en avant ; il sort alors partiellement ou complétement de l'orbite, chassé par une puissance qui lui est extrinsèque, et produit l'*exophthalmie*. C'est toujours un cas d'*exemption*. Quant à la *réforme*, on ne doit la proposer que, lorsqu'après s'être bien rendu compte de la cause qui repousse l'œil, on a reconnu l'impossibilité de la détruire. Cette impossibilité n'existe pas constamment : ainsi il est tel abcès que l'on peut vider à temps, telle tumeur que l'on peut enlever ; mais, dans un grand nombre de cas, toutes les ressources de l'art restent inefficaces.

STRABISME.

Les vices de direction d'un œil ou des yeux occasionnent entre les axes visuels un défaut de concordance qui constitue le loucher ou *strabisme*. Cet état, que quelques personnes parviennent à contrefaire avec une grande adresse, ne serait un motif d'immunité du service militaire qu'autant qu'il affecterait l'œil droit, non pas tant à cause de la déviation de l'organe, qu'à cause de l'affaiblissement de la vision qui l'accompagne.

PTÉRYGION.

L'œil peut être, dans ses diverses parties, le siége de nombreuses altérations organiques ; telles sont : le *ptérygion*, développement variqueux, de forme pyramidale, des vaisseaux de la conjonctive, dont la base répond à la sclérotique, et dont le sommet s'étend vers le centre de la cornée ; les *taches* ou *taies* de la cornée ; les *abcès*, les *ulcères*, les *perforations* de la même membrane ; la *procidence de l'iris*, son *adhérence* à la cornée ; l'*absence* ou l'*occlusion de la pupille* ; le *staphylome de la sclérotique* ou *de la cornée*, tumeur allongée, blanchâtre, nacrée, quelquefois lisse, d'autres fois inégale, tirant son nom de la ressemblance qu'on

(23)

lui a trouvée avec un grain de raisin; l'*hypopyon*, l'*hydropisie*, la *cataracte*,
le *glaucôme* ou *opacité de l'humeur vitrée*, enfin l'*atrophie générale*.

Toutes ces lésions, reconnaissables à des caractères physiques, sont
des motifs constants d'*exemption* et de *réforme*, bien que quelques-unes
soient *guérissables*, car celles-ci même laissent toujours dans l'organe
une susceptibilité assez grande pour en gêner, en affaiblir notablement
les fonctions, et pour l'exposer à de fâcheuses rechutes.

Il est impossible de les *dissimuler* ou de les *simuler*, à l'exception des
taies, que l'on cherche à imiter par l'application très-superficielle de la
pierre infernale sur la cornée : il en résulte, en effet, une tache blanchâtre, mais bornée aux lames les plus externes de la membrane; elle
est irrégulière, presque toujours large, : il suffit d'être prévenu pour
éviter une méprise. L'erreur est moins facile encore chez les militaires,
car, au bout de quelques jours d'observation, on voit la tache se dissiper. Ces graves altérations sont quelquefois la suite des moyens employés pour produire l'ophthalmie, et elles offrent le triste témoignage du
danger de ces manœuvres.

Les données de la physique portent à attribuer à certaines modifications dans la forme ou dans la densité des parties traversées par les
rayons lumineux, la *myopie* ou vue *courte*, vice de la vision qui ne permet
de distinguer les objets qu'à une petite distance ou en deçà des limites
de la perception normale. Il n'est aucun moyen positif de constater ces
modifications. Cependant on signale, comme indices fréquents de la *myo-*
pie, la saillie de l'œil et surtout la proéminence de la cornée, la présence
de rides aux angles des yeux, la lenteur des pupilles à se resserrer. Ces
signes sont équivoques. Le doute ne peut être levé que par des épreuves
directes et spéciales. Il faut que le réclamant lise à 30 ou 35 centimètres
de distance du nez, avec des verres concaves des n°s 3 et 4, et qu'il
distingue nettement les objets éloignés avec le n° 5 et demi. Ces conditions
remplies, l'inaptitude en découle de droit. Sans doute, des manœuvres
bien connues peuvent donner à quelques sujets la faculté de satisfaire
à ces épreuves; mais il a fallu, dans ces cas obscurs, fixer une limite.
La vérification devient plus difficile quand l'individu ne sait pas lire :
on marque ordinairement alors sur le papier une série de points, et on
lui demande de les compter, en procédant du reste comme pour la lec-
ture. Or, on a constaté qu'un homme non myope peut nombrer ces points:
ils paraissent des zéros. On remédie à cet inconvénient en traçant une
suite de petites figures différentes, des croix, des carrés, des zéros,
qu'il doit distinguer avec le n° 3. On ne doit pas négliger de soumettre
à des épreuves analogues les volontaires et les remplaçants, afin d'éviter
la *dissimulation*.

La *nyctalopie* et l'*héméralopie* sont deux anomalies opposées par leurs effets : dans la première, le malade ne voit pas ou ne voit que faiblement les objets durant le jour ou quand ils sont très-éclairés, tandis qu'il les distingue fort bien dans un lieu obscur, au déclin du jour ou pendant la nuit, lorsqu'elle n'est pas trop sombre ; dans la seconde, le sujet voit très-bien pendant le jour et devient aveugle durant la nuit : vers le coucher du soleil, les corps environnants lui apparaissent comme couverts d'un voile cendré ; il ne les voit point ou ne les discerne que très-faiblement lorsqu'ils sont légèrement éclairés par une lumière artificielle qui suffit cependant aux assistants ; il voit moins encore à la clarté de la lune ; enfin, à la pointe du jour, la vue se rétablit et se conserve dans toute sa plénitude jusqu'au coucher du soleil. Aucun signe positif, aucun autre moyen que la notoriété publique ne permettent de constater, devant le conseil de révision, la réalité de l'une ou de l'autre de ces causes d'*exemption*, dont l'une peut facilement être *simulée*, l'autre plus facilement encore *prétextée* ou *dissimulée*, suivant l'intérêt des individus. Dans les corps, on arrive à la connaissance de la vérité en soumettant le sujet à une observation suivie, à une surveillance discrète et assidue. Du reste, la *nyctalopie* est très-rare ; l'*héméralopie* est souvent passagère, et, dans ce cas, elle est presque toujours épidémique.

L'héméralopie permanente, la seule qui rende impropre au service militaire, est ordinairement le prélude d'une infirmité beaucoup plus grave, de l'*amaurose* ou *goutte sereine*, qui consiste dans l'affaiblissement ou la perte totale de la vue, dans l'un des yeux ou dans les deux, sans qu'aucune lésion appréciable mette obstacle à l'arrivée des rayons lumineux sur la rétine.

Cette affection est un cas absolu d'*exclusion*, qu'elle soit simple ou double, fixée à l'œil gauche comme à l'œil droit, récente et guérissable aussi bien qu'ancienne et incurable. En effet, les fonctions de la vue ne s'exécutent bien, et dans la plénitude qu'exige surtout le service militaire, qu'avec le concours des deux yeux ; d'ailleurs, dans la plupart des cas d'*amaurose* du côté gauche, l'œil droit est menacé de la même altération. L'*exemption* s'applique même à l'amaurose qui paraît susceptible de guérison, parce que le succès est toujours peu assuré, souvent fort long à obtenir, plus souvent incomplet, et qu'il y a constamment imminence de récidive : aussi, quoique chez les militaires on doive toujours tenter préalablement la guérison, on n'en est pas moins dans la nécessité, après l'avoir obtenue, de présenter le sujet pour la *réforme*.

Mais on concevra quelle réserve cette décision d'*exemption* ou de *réforme* exige, en pensant que l'*amaurose* est une des infirmités dont l'existence est le plus souvent *prétextée* ou *simulée*. Ayant appris que cette maladie a une marche ordinairement lente et progressive, et qu'elle manque de caractères tranchés pendant sa première période, l'individu qui veut la prétexter assure que sa vue est mauvaise, ou même qu'il ne voit absolument rien, et l'on ne peut quelquefois démontrer la fausseté de son allégation qu'en recourant à quelque artifice, surtout s'il prétend que la maladie est bornée à un œil. Il existe cependant alors un signe peu prononcé, mais assez sûr pour qu'on puisse s'y fier, en l'absence des autres : c'est un léger strabisme de l'œil affecté, qui vient de ce que cet organe ne s'arrête sur aucun objet et n'en fixe aucun. Le malade nonseulement ne regarde pas de manière à ce que l'objet se trouve directement placé dans l'axe de la vision, mais il ne tourne même pas ses deux yeux vers le même point. La volonté ne peut produire cette divergence, bornée à un seul œil, et contenue dans une si faible limite : cette particularité donne à la physionomie quelque chose d'inattentif et d'égaré que l'on ne peut contrefaire. Enfin, on découvre quelquefois autour de l'orbite des traces de lésion dont la paralysie de la rétine peut être le résultat. On complète cette investigation en faisant faire au réclamant l'histoire de sa maladie.

S'il en fait remonter le début assez loin, les signes doivent être plus prononcés : alors l'œil est altéré dans sa forme, il est plus saillant ou plus enfoncé; la pupille est dilatée, irrégulière dans son contour; elle reste immobile, à quelque excitation qu'on l'expose, et laisse voir au delà de son ouverture une belle couleur noire. Cette insensibilité de l'iris, symptôme caractéristique, est surtout facile à saisir dans l'*amaurose* d'un seul œil, par le contraste que présentent les deux pupilles frappées par la même lumière, soit qu'on approche et qu'on éloigne alternativement des yeux une bougie allumée, soit que, par un mouvement commun, on ferme et l'on ouvre successivement ces deux organes avec les pouces mollement appliqués sur les paupières supérieures. Pendant ces épreuves, la pupille du côté sain se resserre et se dilate rapidement, l'autre oscille avec lenteur et montre toujours une tendance prononcée à s'élargir. Si l'on couvre seulement l'œil sain, la pupille de l'œil malade, quoique restant exposée à une vive lumière, se dilate immédiatement, puis reste immobile, différence qui tient à ce que dans l'expérience précédente elle suivait par synergie les mouvements de celle de l'organe congénère: si dans ce cas cependant, comme dans la première épreuve, l'iris conserve de la mobilité, ce qui a lieu quelquefois, cette faculté ne se manifeste, même sous l'action de la lumière la plus intense, que par des balancements lents, faibles, momentanés et bientôt suivis de retour à l'état permanent de dilatation de la pupille.

C'est en produisant artificiellement ce phénomène de dilatation, à l'aide de certaines préparations végétales qu'on parvient à *simuler* l'amaurose. Chez les militaires, cette manœuvre n'aurait aucune chance de réussite, car les effets des substances douées de cette propriété sont passagers; ils cessent au bout de quelques heures ou d'un très-petit nombre de jours, et il serait facile de soumettre pendant ce temps les individus à une surveillance assez rigoureuse pour les empêcher d'y recourir de nouveau. Mais devant un conseil de révision, dont la décision ne peut être suspendue, le médecin se trouve dans un assez grand embarras; en effet, s'il est rare que l'immobilité de l'iris atteigne alors le même degré que dans la maladie confirmée, et que les oscillations se répètent aussi souvent que la lumière vient à frapper l'œil, ces nuances peuvent aussi se trouver à quelques degrés de l'*amaurose* moins avancée. On ne peut pas se prononcer avec plus de certitude d'après l'absence de déformation de l'œil et d'irrégularités dans le contour de la pupille, car ces signes sont loin d'être constants. Mais quand l'affection est *simulée*, l'application des substances destinées à produire cet effet étant nécessairement récente, l'œil présente toujours à sa surface de la rougeur, du larmoiement, tandis que dans l'*amaurose* réelle les membranes oculaires externes demeurent ordinairement transparentes et dans un état parfaitement normal. Enfin le fraudeur, adroitement interrogé, pourra rarement donner des explications plausibles sur l'origine, la marche, les symptômes et le traitement de la maladie.

MALADIES DES OREILLES.

L'intégrité de l'ouïe n'est pas moins que celle de la vue nécessaire dans toutes les positions de la vie militaire : les oreilles, organes de ce sens, doivent donc aussi être examinées avec le plus grand soin.

PERTE DU PAVILLON DE L'OREILLE.

L'ouïe est en général imparfaite chez les individus privés du pavillon de l'oreille, qui a pour usage de concentrer les ondulations sonores vers le conduit auditif. Toutefois, cette règle souffre de nombreuses exceptions; on cite, en effet, des cas dans lesquels la perte complète de la conque auriculaire n'avait amené aucun affaiblissement dans la faculté d'entendre. Néanmoins cet accident, qui est en même temps une difformité, doit être considéré comme un motif d'*exemption*; mais on pourra conserver dans l'armée active, ou pour le moins dans les compagnies de vétérans, les militaires qui demanderont à y rester malgré cette perte, si l'on a constaté que l'audition n'a éprouvé aucune altération. Le développement excessif de la conque auriculaire, son envahissement par des tumeurs érectiles volumineuses, sont toujours des cas d'*exemption*, soit pour la diminution de l'ouïe qui en résulte ordinairement, soit pour l'obstacle qu'ils opposent à la coiffure, soit enfin pour les dangers d'aggravation que le sujet encourt. Les mêmes motifs doivent faire solliciter la *réforme* lorsque les affections sont de nature à résister à des opérations chirurgicales parfois indiquées.

L'*oblitération* entière ou le *rétrécissement* considérable et la *déviation du conduit auditif externe*, la présence de *végétations* dans sa cavité, l'*écoulement purulent et fétide*, qu'il provienne du méat lui-même ou de la caisse du tympan, sont autant de lésions susceptibles d'*exempter* du service militaire. Le conduit auditif, dans son état normal, étant oblique en dedans, en avant et en bas, et présentant une légère courbure à convexité postérieure et supérieure, il faut, pour l'explorer avec succès, exposer l'oreille à une vive clarté, autant que possible à la lumière du soleil, et en même temps effacer la courbure du canal en tirant le pavillon en arrière. Alors, en plaçant son œil directement au devant de l'ouverture, on voit presque toujours jusqu'à la membrane du tympan, qui présente une surface oblique et comme nacrée.

Lorsque l'*écoulement puriforme* ne vient que du conduit auditif, on peut, à l'aide d'un traitement rationnel, en obtenir la guérison : ce n'est point, par conséquent, un cas absolu de *réforme*. On distingue ce flux de celui qui provient de l'oreille moyenne à l'absence des signes de *perforation de la membrane du tympan*, perforation que l'on reconnaît elle-même à la facilité avec laquelle les sujets, en fermant la bouche et les narines, font sortir l'air par l'orifice externe de l'oreille durant les efforts de l'expiration. Cependant, il est évident que si la *trompe d'Eustachi* était obstruée ou oblitérée, l'issue de l'air n'aurait point lieu. Il faut donc, en cas de résultat négatif, explorer le conduit auditif avec le plus grand soin, et au besoin à l'aide du spéculum. Au surplus, la *réforme* ne doit être proposée que lorsque l'incurabilité a été démontrée par l'inefficacité de traitements appropriés.

L'*écoulement purulent* est parfois *simulé* à l'aide du miel introduit dans les conduits auditifs externes, de sucs d'herbes d'une teinte verdâtre, de suif rance mêlé d'assa-fœtida ou de vieux fromage; mais chacune de ces substances a une fétidité qui lui est propre et qui diffère sensiblement de celle du pus, presque toujours très-odorant, que fournissent les oreilles; quelquefois c'est du pus même que l'on introduit; mais il est facile de s'en assurer en lavant, au moyen d'injections d'eau tiède, et en essuyant avec soin le canal auditif.

Un véritable écoulement purulent, abondant et fétide, est quelquefois le résultat d'une otite, ou inflammation de l'oreille, *provoquée* au moyen de topiques irritants ou d'injections de même nature; il peut être difficile d'acquérir la preuve de cette manœuvre, mais le coupable n'en est pas moins souvent puni par les suites qu'elle entraîne, savoir : une otorrhée opiniâtre, la carie des os, la désorganisation de l'appareil auditif, et même la mort.

Dissimulation. On peut au contraire avoir intérêt à *dissimuler* l'écoulement, en détergeant le conduit auditif peu de temps avant la visite; mais alors ce canal reste blanc, humide, comme macéré, et il ne contient aucune trace de cérumen, tandis que, dans l'état normal, il est toujours sec, légèrement jaunâtre et enduit d'une quantité variable d'un cérumen jaune ou brunâtre, épais et consistant.

EXCROISSANCES POLYPEUSES. Les *excroissances polypeuses* du conduit auditif doivent toujours motiver l'*exemption* du service militaire, tant les résultats de leur excision ou arrachement sont incertains. Chez les militaires, si elles sont implantées à l'orifice externe du méat auriculaire, si leur volume est peu considérable, et leur pédicule mince, elles peuvent facilement être excisées, et à moins qu'elles ne repullulent, il n'y a point lieu à solliciter la *réforme;* mais, dans des conditions contraires, elles sont souvent inattaquables et rendent inévitablement le sujet impropre au service.

Simulation. Des pois, des fragments de moelle de sureau, des globules de mie de pain, et d'autres corps analogues, introduits dans le conduit auditif externe, ont été présentés comme des productions morbides, occasionnant d'incurables obstructions et par suite la surdité ; mais lorsque l'attention est prévenue de la possibilité de pareilles ruses, il est rare qu'elles fassent des dupes. Le conduit auditif est intact, libre jusqu'à l'obstacle que la vue reconnaît; un instrument porté sur cet obstacle rencontre une résistance qui n'a rien d'organique. Piquée, la prétendue excroissance ne fournit pas de sang; pressée, elle se déplace et s'enfonce davantage sans qu'on aperçoive de résistance à un point d'insertion, enfin des procédés convenables d'extraction en provoquent la sortie.

CORPS ÉTRANGERS. Des *corps étrangers* inoffensifs et mous peuvent avoir été introduits dans le conduit auriculaire sans dessein prémédité, y séjourner quelquefois à l'insu des individus, et nuire à l'audition en s'opposant à la transmission des vibrations sonores. Cet effet est le plus souvent occasionné par une accumulation de cérumen. Comme dans le cas précédent, il est facile de faire disparaître ces obstacles, et en même temps la *surdité* qui en dépend.

LÉSIONS DE LA TROMPE D'EUSTACHI. L'*obstruction,* le *rétrécissement,* l'*oblitération de la trompe d'Eustachi,* soit par la compression qu'exercent sur ce conduit l'*engorgement* ou une *excroissance* des parties environnantes, altérations que l'on ne peut constater qu'en sondant la trompe ou en inspectant attentivement l'arrière-bouche, peuvent entraîner l'affaiblissement ou la perte de l'audition. Les maladies de la trompe, vu la lenteur et l'incertitude de leur traitement, nécessitent l'*exemption* : chez les militaires, on devra toujours, avant de provoquer la *réforme* sur ce chef, essayer la guérison de celles qui ne sont pas incurables. Les lésions des organes voisins sont trop variables dans leur nature et leur degré d'intensité pour être, à l'avance, l'objet de recommandations spéciales.

Enfin, la *surdité,* plus ou moins intense, peut être le résultat d'une altération des parties profondes de l'oreille qui échappe à toute recherche directe, ou même, ainsi que l'*amaurose,* d'une simple affection nerveuse sans aucune modification matérielle appréciable. La privation prolongée de l'ouïe, et par conséquent des relations dont cette faculté est l'intermédiaire, imprime à la longue des caractères assez distincts. Le véritable sourd, dont l'intelligence n'est pas amoindrie, offre ordinairement dans les traits, dans l'expression du visage et des yeux, une sorte d'attention interrogative, qui cherche à pénétrer par le mouvement des lèvres ce qui lui est dit. Ce caractère, assez difficile à imiter, peut manquer ou n'exister qu'imparfaitement, mais il contraste avec l'air impassible, si ce n'est stupide, que la simulation affecte le plus souvent, et qui doit, dès l'abord, exciter l'attention.

La *surdité congéniale* est nécessairement accompagnée de *mutité,* c'est-à-dire d'impossibilité d'articuler. Dans ce cas, la physionomie du sourd-muet et surtout la notoriété publique ne peuvent laisser aucun doute.

La surdité est, de toutes les infirmités susceptibles de motiver l'exclusion du service militaire, une de celles qui sont le plus souvent simulées, parce qu'elle ne semble exiger, pour être feinte avec succès, qu'un rôle passif, un empire sur soi-même de tous les instants, et que, selon l'opinion générale, les lésions dont elle peut être la conséquence appartiennent à des organes cachés, profonds, inaccessibles à l'exploration. A raison de ces circonstances, et aussi de l'opiniâtreté toute spéciale avec laquelle les simulateurs persistent dans leur système, la surdité est peut-être une des infirmités qui donnent le plus d'embarras, soit devant les conseils de révision, soit dans les corps. Il est donc d'une haute importance que la vérité soit recherchée et constatée authentiquement devant le conseil ou, au moins, avant le départ du jeune soldat, car une fois mis en route sans avoir été convaincu de manége, le simulateur, encouragé par un premier demi-succès, continuera son mensonge au corps, avec d'autant plus de persévérance, que les éléments de notoriété qui pourraient le démasquer feront défaut.

Lorsqu'un homme, se prétendant sourd, se présente à la visite, la première indication à remplir est d'explorer avec le plus grand soin la conque auriculaire, l'orifice et toute l'étendue du conduit auditif, l'arrière-bouche, les amygdales, les parties qui avoisinent les piliers du voile

surdité.

surdi-mutité.

Simulation
de la surdité.

du palais. Il faut s'assurer ensuite si l'air pénètre dans la caisse du tympan, et s'il ne s'échappe pas à travers une perforation de cette membrane. Si, dans ces investigations, le médecin a rencontré des oblitérations, des productions morbides, des engorgements de tissus ou des tumeurs qui compriment et effacent les conduits destinés au passage des ondulations sonores, la surdité est expliquée et l'*exemption* doit être proposée. Il en est de même si la membrane du tympan est perforée, cette perforation étant toujours la suite d'ébranlements ou d'inflammations de l'oreille moyenne, dont l'affaiblissement de l'ouïe, si ce n'est la surdité complète, est la conséquence ordinaire, en même temps que l'appareil auditif est rendu plus impressionnable aux causes d'irritation qui peuvent l'affecter dans la vie militaire. Après l'examen direct des organes, quelques essais peuvent être tentés avec réserve devant le conseil de révision. Il faut se défier, d'abord, du sourd qui prétend n'entendre absolument rien, si haut et si immédiatement qu'il lui soit parlé. En distrayant fortement l'attention, et en graduant convenablement la voix, on parvient assez souvent à surprendre des preuves manifestes d'audition. La profession qu'exerçait l'appelé, suivant qu'elle implique plus ou moins la nécessité d'entendre, pourra fournir quelquefois d'utiles renseignements.

Il n'est pas inutile de faire observer qu'un sujet peut être sourd et sentir par ébranlement le choc d'un corps même peu volumineux qu'on laisse tomber près de lui, ou percevoir des sons aigus, tel que celui d'une sonnette, tout en restant insensible aux sons graves, et réciproquement. Il est d'ailleurs, dans la surdité comme dans les imperfections de la vue, des degrés ou nuances dont il importe de tenir grand compte.

Enfin, une enquête de notoriété, ouverte devant le conseil, achèvera ce que les efforts de la science auront pu laisser d'imparfait, et résoudra la question, lorsque les moyens directs auront dû la laisser indécise.

À l'égard des militaires, le rôle des officiers de santé est plus étendu ; ce sont eux qui doivent, soit dans les corps, soit dans les hôpitaux, recueillir tous les éléments de conviction et soumettre, dans ce but, les individus suspects à une surveillance assidue, prolongée, rigoureuse, et à toutes les épreuves qu'ils jugent nécessaires et convenables. Parmi ces épreuves, il en est une fort simple et qui réussit presque toujours : elle consiste à recommander à une personne sûre de venir, la nuit, pendant que le sujet est endormi, frapper les mains l'une contre l'autre près de ses oreilles ; s'il n'est pas réellement sourd, le claquement l'éveillera.

Dissimulation.   La surdité pourrait être facilement *dissimulée* si l'on négligeait d'adresser à chaque personne que l'on examine quelques paroles à voix presque basse.

MALADIES DU NEZ.

La *difformité* du nez portée au point de gêner manifestement la res- DIFFORMITÉ DU NEZ.
piration et la parole, ou seulement l'une de ces fonctions, est un cas
d'*exemption* ou de *réforme;* la racine trop enfoncée, les ailes trop rapprochées et comme pressées contre la cloison, ou au contraire un volume excessif, sont les conditions de cette difformité.

Le nez est le siége principal, souvent même le point de départ de
deux *affections herpétiques,* qui de là s'étendent presque toujours sur les
autres parties du visage et y produisent des altérations plus ou moins
graves: ce sont la *couperose* et le *lupus* ou dartre *rongeante,* emportant
l'une et l'autre l'inaptitude au service.

La *couperose,* reconnaissable à une couleur rouge plus ou moins COUPEROSE.
foncée, est rare chez les jeunes gens; attaquant successivement les joues,
les pommettes et le front, qu'elle tuméfie et déforme, ainsi que le nez,
elle est disgracieuse et repoussante; la guérison en est toujours longue
et incertaine.

La *dartre rongeante* est caractérisée par des tubercules larges et apla- DARTRE RONGEANTE
OU LUPUS.
tis, d'un rouge obscur, qui s'ouvrent au bout d'un temps plus ou moins
long et se convertissent en ulcérations croûteuses, rongeantes, qui font,
en s'étendant, des ravages hideux sur les différentes parties du visage.
La résistance que cette dartre oppose souvent aux moyens thérapeutiques et la fréquence des récidives en font un des motifs les plus légi-
times d'*exemption* et de *réforme.*

Les *polypes,* que l'on sait ne se développer nulle part avec autant de POLYPES.
fréquence que sur la membrane interne des cavités nasales, doivent faire
exempter tout sujet qui en est atteint : ces tumeurs, par leur présence,
altèrent la voix; bientôt, en acquérant du volume, elles gênent la respiration, quelquefois la déglutition; enfin, quand elles se sont accrues davantage, elles écartent ou déforment les os, les traversent et portent le
trouble dans les fonctions des organes adjacents. Quelques-uns de ces
polypes ont une grande tendance à se reproduire, les autres, ce qui est
beaucoup plus rare , à dégénérer en cancer. Cependant, lorsqu'ils se ma-
nifestent après l'incorporation, on doit de bonne heure en tenter l'extirpation, et il n'y aurait lieu d'en faire l'objet d'une demande de *réforme*
qu'autant qu'ils repulluleraient ou auraient occasionné des accidents incurables.

Les essais de simulation au moyen de testicules de poulets ou de reins Simulation.
de jeunes lapins seraient aussi vains que ceux dont il a été parlé à l'occasion du conduit auditif. La conformation normale du nez, le bon état

de la membrane interne des fosses nasales, l'insensibilité des tumeurs, mettraient sur la voie de la ruse, qu'il serait facile de constater positivement par l'extraction du corps étranger ou son expulsion provoquée à l'aide de l'éternuement, qu'on aurait excité en titillant l'orifice des narines, après s'être bien assuré que ce corps n'est pas maintenu par un fil passant par l'arrière bouche et fixé à l'une des deux dernières dents.

PUNAISIE. La difformité du nez, et particulièrement son écrasement, ou la présence des polypes, en retenant dans les anfractuosités nasales le mucus sécrété par la membrane qui les tapisse, font contracter à cette humeur une odeur nauséabonde et repoussante qui se communique à l'air expulsé pendant l'expiration : de là les noms de *punaisie* et d'*ozène* donnés à cette dégoûtante infirmité. Produite aussi par une ulcération de la membrane muqueuse des fosses nasales, du voile du palais ou du sinus maxillaire, elle est ordinairement alors accompagnée d'écoulement purulent. La résistance qu'elle oppose communément à tous les moyens de traitement, tant internes qu'externes, en fait un cas d'*exemption*, à cause de l'insupportable incommodité qui en résulterait pour les camarades du jeune soldat. Mais si elle survenait après l'incorporation, on devrait avec soin rechercher ses causes et se comporter suivant les chances de curabilité.

Simulation. On *simule* cette puanteur comme celle qui provient de certains écoulements de l'oreille, mais avec aussi peu de succès, en introduisant dans les cavités nasales des éponges imprégnées de matières putrides, des morceaux de fromage décomposé, etc.

MALADIES DE LA BOUCHE.

La bouche, appareil compliqué servant tout à la fois à la manducation, à la respiration et à la parole, est une des parties qui peuvent présenter le plus d'empêchement à la profession des armes.

DARTRES AUX LÈVRES. Les lèvres s'offrent d'abord à l'examen. La peau qui entre dans leur composition peut être le siége de plusieurs *affections dartreuses,* qui réclameront l'*exemption* chaque fois qu'elles ne paraîtront pas devoir évidemment et promptement céder à un traitement rationnel. Les maladies de cette nature, quel qu'en soit d'ailleurs le siége, sont ordinairement liées à une diathèse spéciale, et sujettes à de fréquentes récidives; elles inspirent de la répugnance aux camarades des hommes qui en sont affligés; enfin, elles occasionnent au Gouvernement des dépenses élevées par les séjours qu'elles nécessitent dans les hôpitaux. Fixées à l'orifice ou aux environs de la bouche, elles provoquent un dégoût plus déterminé encore que si elles existaient partout ailleurs, chez les autres soldats, obligés de prendre leurs aliments et leurs boissons à une gamelle et à une cruche communes. Ainsi l'on devra particulièrement se prononcer contre l'admission des individus atteints de *mentagre*, éruption pustuleuse propre aux lèvres et au menton, et dont le terme ne pourrait souvent être indiqué par le praticien le plus exercé. La *dartre rongeante*, dont il a déjà été parlé à l'occasion des maladies du nez, prend quelquefois aussi naissance sur la lèvre supérieure ou sur les joues; celle-ci ne peut être *simulée*. Il n'en est pas de même de la *mentagre;* mais il est si facile de s'en apercevoir par un examen tant soit peu attentif, qu'il ne paraît pas nécessaire d'indiquer ici les moyens employés dans ce but : il suffit que l'on soit averti. *[1° Mentagre.]* *[2° Dartre rongeante.]*

La lèvre supérieure peut être *hypertrophiée* au point que son épaississement constitue une difformité fort incommode et nuise à la netteté de la prononciation. A la suite de brûlures ou d'ulcérations, l'orifice antérieur de la bouche se trouve quelquefois *rétréci* de manière à défigurer le sujet et à entraver les fonctions de cette cavité. Une lèvre, par suite de blessure ou de mutilation, peut présenter une solution de continuité ou *bec-de-lièvre* accidentel; elle peut manquer d'un côté ou de l'autre, en tout ou en partie, seule ou avec une portion de la joue; d'autres fois elle est le siège d'une *fente congéniale* assez étendue pour embarrasser la parole, et même la manducation, si la division anormale s'étend au squelette de la bouche; enfin, une *tumeur fongueuse* ou *érectile*, un *bouton chancreux* ou une *dégénérescence cancéreuse*, peuvent s'être développés sur l'un ou l'autre de ces rebords musculo-cutanés. Il y a dans chacun de ces cas nécessité d'*exemption*. Chacun toutefois est susceptible de guérison dans certaines limites que l'officier de santé appréciera à l'égard de ceux de ces accidents qui peuvent survenir chez des militaires présents sous les drapeaux et soulever la question de la *réforme*. Le bénéfice de cette mesure devra néanmoins être toujours réclamé pour les hommes qui auront été atteints de quelque affection *cancéreuse*, quand même la partie lésée aurait été excisée avec succès. *[ÉPAISSISSEMENT DE LA LÈVRE SUPÉRIEURE.]* *[RÉTRÉCISSEMENT DES LÈVRES.]* *[BEC-DE-LIÈVRE ACCIDENTEL OU CONGÉNIAL.]* *[Tumeur fongueuse, érectile, cancéreuse.]*

Le *gonflement excessif* de la lèvre supérieure pourrait seul être *simulé* au moyen d'une application irritante, de la piqûre de quelque insecte, d'une guêpe, par exemple, ou d'une abeille; mais l'*acuité* de cette tuméfaction, sa tension, sa rénitence, sa rougeur et sa chaleur la rendraient facile à distinguer du gonflement habituel, lequel d'ailleurs procède presque toujours d'un tempérament lymphatique ou d'une diathèse scrofuleuse. *[Simulation du gonflement de la lèvre supérieure.]*

Enfin, les muscles nombreux destinés à mouvoir les lèvres et les joues, et dans lesquels se répand la plus considérable partie du nerf facial, peuvent être frappés de paralysie, soit isolément, soit en même temps *[PARALYSIE LABIALE.]*

que le muscle orbiculaire des paupières, et que l'appareil destiné à mettre en jeu les ailes du nez. Dans ce cas, les lèvres sont complétement immobiles et inhabiles à saisir ou à retenir les aliments; ceux-ci, ainsi que la salive, s'échappent de la bouche par le côté paralysé; la prononciation de certaines voyelles, de l'*o* et de l'*u*, par exemple, devient difficile, ainsi que celle des consonnes labiales. La joue, flasque et ne réagissant pas sur le bol alimentaire, refuse son concours à la mastication et à la déglutition. Cette paralysie est soumise aux mêmes appréciations que celle du muscle orbiculaire des paupières, dont il a été parlé précédemment.

Les mâchoires garnies de leurs dents, outre le rôle physiologique qu'elles remplissent dans la mastication et la parole, ont encore chez les militaires, dans l'état actuel de l'armement, un usage tout spécial, celui de servir à déchirer la cartouche; il y a impossibilité d'être soldat pour tout individu chez lequel elles ne peuvent suffisamment concourir à l'un de ces emplois; c'est à savoir quand il y a : 1° *perte ou carie des dents incisives et canines de la mâchoire supérieure ou de l'inférieure*, constituant l'impossibilité de déchirer la cartouche; 2° *perte, carie ou mauvais état de la plupart ou d'un grand nombre des autres dents*, car le soldat, exposé à tant de vicissitudes, doit être apte à mâcher, à broyer toute sorte d'aliments, et notamment le biscuit. S'il est privé de quelques dents molaires, il faut que les autres soient saines, ainsi que les gencives qui les supportent; les conditions contraires l'exposent à des irritations fréquentes, à des gonflements reproduits sous l'influence des causes les plus légères, et constituent des mâchoires à fluxions. Il n'y a donc nul doute quand le mauvais état des dents est accompagné du ramollissement, de l'ulcération chronique, de l'engorgement bleuâtre et sanguinolent des gencives, et que la constitution est faible, détériorée; mais si les dents, d'ailleurs saines, ne sont que malpropres et recouvertes de tartre, si surtout la constitution générale est bonne, le sujet est capable de servir; d'un autre côté, la perte d'un grand nombre de dents, hormis les canines, mais sans altération grave des gencives, permet encore d'être maintenu dans les compagnies de vétérans.

L'absence des dents peut être la suite d'une manœuvre coupable, mais on ne saurait, médicalement parlant, en fournir aucune preuve certaine. Il y a probabilité en faveur du réclamant, quand les dents qui lui restent sont en mauvais état, que les gencives sont ulcérées, fongueuses, etc., que la constitution générale est faible; mais ce serait à tort que de l'état contraire on tirerait rigoureusement une conclusion opposée. L'affleurement des racines des dents manquantes au niveau du bord des alvéoles ne serait pas non plus, comme on l'a dit, une preuve du délit, car certaines caries ou des accidents peuvent avoir produit cet état, et l'on sait que plusieurs praticiens ont adopté, sous le nom de découronnement, un mode d'extraction qui a pour but et pour effet de laisser la racine en place.

On peut, d'un autre côté, chercher à *dissimuler* la perte de dents par la substitution de pièces artificielles; mais il suffit de l'examen attentif, que l'on doit toujours faire, de la bouche en général et des dents en particulier, pour découvrir la fraude.

Dissimulation de la perte des dents.

Il n'est pas impossible d'*imiter*, par l'application de substances excitantes, âcres et corrosives, l'aspect que présentent les gencives dans l'*état scorbutique;* mais la simulation ne peut leur donner cette tendance à laisser échapper, au moindre attouchement, un sang pâle et aqueux, à provoquer la saleté, le dépôt du tartre, le déchaussement et l'ébranlement des dents, qu'on remarque dans la maladie réelle. L'usage des préparations mercurielles pourrait cependant produire quelques-uns de ces effets; mais il déterminerait en même temps une inflammation spéciale de toute la bouche, des ulcérations au bord de la langue, et une salivation caractéristique par son abondance et l'odeur particulière qu'elle exhale.

Simulation de l'affection scorbutique des gencives.

La langue a une part trop grande dans l'exercice de la mastication, de la déglutition et de la parole, pour que ses fonctions ne soient pas extrêmement gênées quand elle a éprouvé dans *sa substance* une *perte* quelque peu considérable, et par conséquent pour que cette infirmité puisse se concilier avec la profession des armes. La même incompatibilité résulte d'un état opposé, c'est-à-dire d'un *excès prononcé de volume*, tel qu'il existe naturellement ou par suite d'une inflammation chronique chez certains sujets.

PERTE DE SUBSTANCE DE LA LANGUE.

HYPERTROPHIE.

Les *ulcérations* de mauvaise nature, les *dégénérescences cancéreuses*, sont aussi des motifs impérieux d'*exclusion*.

ULCÉRATIONS ET DÉGÉNÉRESCENCES CANCÉREUSES.

La langue, dont la mobilité est une des conditions indispensables d'utilité, peut contracter avec les parois buccales, à la suite d'inflammations intenses, ulcéreuses, ou de lésions plus profondes, des *adhérences anormales* qui exigent évidemment l'*exemption;* mais comme elles peuvent être détruites par des moyens chirurgicaux, il n'en résulte, chez les militaires, une indication de *réforme* que lorsqu'elles sont au-dessus de la puissance de l'art, ou qu'elles se reproduisent avec une opiniâtreté insurmontable.

ADHÉRENCES ANORMALES.

On rapporte tantôt à un vice de connexion de la langue, tantôt à un vice d'innervation, le *bégaiement*, infirmité qui rend impropre au service militaire, non-seulement parce que, portée au point d'empêcher de crier *qui vive?* ou de transmettre intelligiblement une consigne, elle

BÉGAIEMENT.

peut compromettre la sûreté d'un poste devant l'ennemi, mais aussi parce qu'elle empêche de parvenir aux grades même les moins élevés, en mettant hors d'état de répéter les commandements avec la promptitude, l'intonation, la dignité nécessaires, et qu'on ne peut obliger à servir un sujet auquel une disgrâce de la nature, quoique légère, interdirait l'espoir de l'avancement et des récompenses accordées aux autres défenseurs de la patrie.

Simulation.

Le plus fréquemment, après avoir scrupuleusement examiné les organes de la parole, le médecin n'y découvre aucune altération à laquelle il puisse attribuer l'infirmité dont il s'agit : aussi n'en est-il pas qu'on ait plus de tendance à *simuler*. Le rôle de l'officier de santé, dans ce cas, se réduit à rassembler des probabilités : ainsi, sachant que dans le bégaiement l'hésitation de la langue porte principalement sur les consonnes K, T, G, L, il remarquera si le sujet présente cette particularité, ce qui plaiderait en faveur de sa sincérité, sauf le cas où l'on aurait lieu de présumer qu'il a reçu d'efficaces instructions. Lorsque le *bégaiement* est habituellement, et surtout momentanément très-intense, l'agitation convulsive des muscles vocaux se propage à ceux de la face, qui grimace alors plus ou moins ; mais dans les cas de *simulation*, ce tic est souvent exagéré, et le simulateur, loin d'en éprouver de la confusion et de s'efforcer de maîtriser cette tendance comme le véritable bègue, y met une affectation, une sorte d'ostentation, que le médecin saura discerner. Quelle que soit cependant la force des présomptions suggérées par l'examen le plus scrupuleux, il est rare que celui-ci puisse dispenser de l'enquête publique, dont il n'est que l'auxiliaire.

MUTITÉ.

La *mutité*, que l'on a déjà vu pouvoir être congéniale et le résultat nécessaire de la *surdité* de naissance, est quelquefois aussi accidentelle, et l'effet d'une blessure, de l'atrophie, de l'hypertrophie ou de la paralysie de la langue. Toutes ces causes, excepté la dernière, portent en elles-mêmes le témoignage de leur réalité. La *paralysie* seule peut être

Simulation de la paralysie de la langue.

simulée : il est nécessaire d'en rechercher la cause possible, de s'enquérir si le réclamant a été précédemment atteint d'une maladie de l'encéphale, s'il a fait une chute, reçu un coup, une blessure sur la tête. Lorsque la paralysie est réelle, la langue est mince, émaciée; quand on l'examine, la bouche étant ouverte, elle est ramassée et comme pelotonnée; la même cause qui empêche les mouvements propres à l'articulation des mots s'oppose à la libre sortie de la langue: ce qui a fait dire, avec autant d'énergie que de justesse, que tout muet qui tire la langue et la meut, s'il n'est pas né sourd, est un imposteur.

L'*appareil salivaire* est sujet à des altérations qui offrent une grande analogie avec celles de l'appareil lacrymal. Ainsi les glandes parotides, sous-maxillaires et sublinguale peuvent être *engorgées, dégénérées;* le liquide qu'elles sécrètent peut s'écouler involontairement hors de la bouche, ou être retenu dans les voies excrétoires et y occasionner une *tumeur,* ou enfin s'échapper par une *issue fistuleuse.*

Les *engorgements chroniques* et les *dégénérescences* des glandes précitées, affections peu communes, mais opiniâtres et subordonnées presque toujours à une constitution lymphatique, se rapportent plus particulièrement aux infirmités du cou, à l'occasion desquelles il en sera fait mention.

ENGORGEMENT CHRONIQUE ET DÉGÉNÉRESCENCZ DES GLANDES SALIVAIRES.

L'*écoulement involontaire de la salive* est un effet secondaire; il dépend constamment d'une autre infirmité ou d'une maladie à laquelle on doit remonter, et qui seule doit être prise en considération, telle qu'une perte de substance de la lèvre inférieure, une paralysie, etc.

ÉCOULEMENT INVOLONTAIRE DE LA SALIVE.

La *tumeur salivaire* la plus commune est la *grenouillette* ou *ranule,* qui se développe sous la langue et gêne plus ou moins les mouvements de cet organe. C'est un cas d'*exemption,* mais non de *réforme,* du moins le plus ordinairement, car cette infirmité est presque toujours curable par des moyens chirurgicaux, ce que l'on peut dire aussi des *fistules salivaires.*

GRENOUILLETTE.

La tuméfaction chronique ou l'hypertrophie des amygdales, suite d'inflammations souvent répétées, ne peut être un cas d'*exemption* du service militaire qu'autant qu'elle est devenue très-considérable, et que ces organes gênent notablement la déglutition, l'audition ou la respiration. Il est rare que la *réforme* doive être sollicitée à son occasion, à raison de la facilité avec laquelle les amygdales hypertrophiées peuvent être rescisées et le malade radicalement guéri.

HYPERTROPHIE DES AMYGDALES.

La luette *allongée* par suite du relâchement de son tissu, d'un état œdémateux, ou d'une hypertrophie réelle, détermine, en s'appliquant au voisinage de l'épiglotte, sur la base de la langue, un chatouillement très-incommode dans le gosier, des mouvements à chaque instant répétés de déglutition, et parfois même une petite toux habituelle ou des vomissements répétés. Cet état n'a rien de grave, et l'opération à pratiquer pour y remédier est si légère, qu'il ne saurait motiver l'*exemption* qu'autant que la luette serait non-seulement hypertrophiée, mais le siége d'une dégénérescence squirrheuse manifeste. A plus forte raison, l'état dont il s'agit ne constitue-t-il pas un cas de *réforme.*

ALLONGEMENT DE LA LUETTE.

Les *divisions* du voile du palais, congéniales ou acquises, les pertes de *substance,* résultant de blessures ou d'ulcérations de cet organe, lorsqu'elles altèrent la voix et nuisent à la déglutition des aliments ou des boissons, constituent toujours des cas d'*exemption* et de *réforme.* Il en

DIVISION DU VOILE DU PALAIS.

est surtout ainsi lorsque la voûte palatine participe à la lésion du voile musculo-membraneux qui lui fait suite en arrière.

PARALYSIE DES ORGANES DE LA DÉGLUTITION.

La *paralysie des parties qui servent à la déglutition* est une affection très-rare, qui se rattache à d'autres symptômes concomitants, et qui entraîne, comme conséquences nécessaires ; pour peu qu'elle ait de durée, un amaigrissement marqué, une débilité profonde, un abattement général, résultats dont l'absence rendrait vaines toutes tentatives de *simulation*, telles que des contorsions en avalant, des efforts de vomissements, de toux, d'éternuement, au moyen desquels on chercherait à empêcher l'entrée des aliments ou des boissons dans le pharynx, enfin les prétendus tics à l'aide desquels on ferait revenir par les narines les substances liquides ou solides soumises à la déglutition. Il est inutile d'ajouter que cette affection est toujours un motif d'*exemption* et de *réforme* si elle ne peut être guérie.

COARCTATION DE L'ŒSOPHAGE.

La difficulté d'avaler peut dépendre d'une *coarctation* de l'œsophage, sans qu'aucun signe extérieur révèle l'existence de cette altération ; mais on peut la reconnaître en portant dans l'œsophage une sonde en gomme élastique. Il suffit, pour cette exploration, d'une sonde urétrale, n° 12, garnie d'un mandrin courbé comme pour l'urètre : l'algalie est conduite sur deux doigts qui abaissent la langue, la courbure dirigée en bas dans le pharynx jusqu'à ce que le bec ait disparu ; alors, d'une main on arrête le mandrin, tandis que de l'autre on fait glisser sur lui la sonde qui continue à descendre dans l'œsophage et pénètre aussi profondément que le comportent sa longueur ou le calibre du canal. A l'obstacle qu'elle rencontre, à la sensation de frottement qu'elle transmet, il est facile de préciser l'existence, la situation et le degré de resserrement de la coarctation, qui rend l'*exemption* indispensable. La *réforme* doit être également proposée, alors même que, par l'emploi prolongé des dilatants, la guérison paraîtrait avoir été obtenue, d'abord parce que cette guérison n'est presque jamais qu'incomplète, et ensuite parce que la maladie a une extrême tendance à récidiver en s'aggravant, surtout sous l'influence du régime du soldat.

MALADIES DU COU.

SCROFULES.

Le cou peut être le siége de plusieurs affections qui mettent obstacle à l'admission au service militaire. C'est là que la constitution scrofuleuse se traduit en signes manifestes, dans l'engorgement chronique des ganglions cervicaux et sous-maxillaires, dans les abcès, les ulcères, les cicatrices qui en résultent, affections dont la présence motive l'exclusion, lorsque leur caractère écrouelleux est bien démontré par leur aspect propre et l'état général du sujet. Les jeunes gens scrofuleux ont lev isage un peu bouffi, recouvert d'une peau fine, transparente, blanche, légèrement rosée, les ailes du nez sont lisses, tuméfiées; la lèvre supérieure est empâtée; les contours des membres sont arrondis, les chairs molles et flasques; le bas-ventre est un peu plus développé qu'il ne devrait l'être. Dans un degré plus avancé, on trouve souvent les paupières humides, rouges, éraillées, les yeux injectés ou chassieux, les oreilles croûteuses ou coulantes. Tous les ganglions lymphatiques du cou peuvent être affectés d'engorgements scrofuleux; mais cet engorgement se montre plus souvent dans ceux qui sont situés au-dessous des angles et de la base de la mâchoire.

La *simulation* des ulcères et des cicatrices s'opère avec des caustiques : quelques fourbes, pour mieux donner le change, mettent la veille sur les bords libres des paupières, dans les narines et sur la lèvre supérieure, une substance irritante qui fait gonfler ces parties; mais, quelque apparence de réalité qu'on puisse prêter à ces irritations locales, et en supposant qu'elles ne soient point trahies par la réaction inflammatoire qu'elles excitent elles-mêmes, l'absence des autres phénomènes, la fermeté et l'élasticité des chairs surtout rendent l'erreur difficile. D'ailleurs, les ulcérations et les cicatrices scrofuleuses ont, comme il a été dit, des caractères distinctifs : les premières ont un fond pâle et blafard; leurs chairs sont molles, leurs bords décollés et amincis; la matière qui en découle est séreuse, mêlée de grumeaux caséiformes. Les cicatrices qu'elles laissent après elles sont profondes, souvent adhérentes aux parties sous-jacentes, violacées quand elles sont assez récentes, et gris jaunâtre quand elles sont anciennes; inégales, couturées, fragiles, et placées généralement sur le trajet des ganglions lymphatiques.

Simulation.

Les autres espèces de *cicatrices* du cou, suites de brûlures, etc., peuvent aussi devenir causes d'*exemption* et de *réforme*, lorsqu'il y a eu destruction de la peau dans une grande étendue et qu'il en est résulté des brides et des adhérences capables de gêner les mouvements de la tête, en produisant une inflexion permanente de cette partie.

CICATRICES
ADHÉRENTES, BRIDES.

Les ulcérations scrofuleuses caractérisées sont des motifs d'*exemption*; il en est de même des tumeurs volumineuses ou multipliées du même genre, et des cicatrices résultant de leur suppuration, lorsqu'elles sont étendues et disposées à se détruire facilement. Quant à la *réforme*, elle ne doit être sollicitée que lorsque l'affection scrofuleuse s'est montrée rebelle aux moyens thérapeutiques, ou qu'elle a laissé après elle des traces ou des altérations incompatibles avec la continuation du service.

L'inclinaison de la tête sur l'une des épaules, accompagnée de direction de la face du côté opposé, peut être due à plusieurs causes : 1° les

TORTICOLIS.

cicatrices bridées du cou dont il vient d'être question peuvent la déterminer; 2° elle peut être congéniale ou survenue durant la première enfance, à la suite de divers accidents nerveux; 3° elle est assez souvent la
suite de contractions ou de paralysies accidentelles des muscles sterno-
cléido-mastoïdiens.

1re Forme.
Suite de cicatrices.

Il serait inutile de revenir sur le torticolis produit par les cicatrices
suite de blessures ou d'autres accidents au cou. Ces cicatrices l'ex-
pliquent, ne laissent aucun doute sur son mécanisme ou sa réalité, et
motivent les décisions d'exemption ou de réforme à intervenir.

2e Forme.
Torticolis congénital
ou
datant de l'enfance.

Lorsque l'inclinaison de la tête est congéniale, elle s'accompagne
toujours d'une modification concomitante dans le squelette de la face,
du crâne et du cou. Lorsque l'affection date de l'enfance, la modification, au lieu d'être contemporaine ou cause de l'inclinaison, est
consécutive et produite par elle graduellement à mesure que le sujet
grandit.

Un des effets constants, et en même temps les plus frappants, de
cette difformité, c'est l'inégalité des deux moitiés de la face, par suite,
d'une part, de l'atrophie du côté correspondant à l'inclinaison, atrophie qui s'étend aussi bien au squelette qu'aux parties molles, et,
d'autre part, de l'abaissement comparatif des mêmes parties, suivant
une direction oblique de haut en bas et de dedans en dehors. Le nez
est légèrement dévié du côté penché; la lèvre inférieure dépasse un
peu du même côté la lèvre supérieure, le menton est notablement
attiré dans le même sens et forme ainsi l'extrémité d'une courbe repré-
sentée par la ligne médiane du visage. Au milieu de ces déformations,
l'œil correspondant au côté incliné affecte une disposition toute spéciale : au lieu de suivre le mouvement d'abaissement oblique propre
aux autres parties de la demi-face, il s'abaisse en effet par un mouvement de rotation suivant son grand diamètre, et tend à reprendre la
situation horizontale, de manière que les axes transversaux des deux
yeux, bien que situés à des hauteurs différentes, continuent d'être parallèles. La portion cervicale du rachis s'incline latéralement sur la première vertèbre dorsale en sens inverse de la déviation de la tête, d'où
il résulte que, du côté de celle-ci, l'espace sus-scapulaire acquiert une
longueur plus grande que celle du côté opposé. L'apophyse mastoïde
correspondante à l'infirmité est quelquefois plus allongée que celle de
la région congénère; une différence analogue se fait quelquefois aussi
remarquer dans la saillie et la courbure des clavicules. Enfin les mouvements de la tête, quoique restreints et modifiés dans leur direction, ne
sont pas abolis.

La *contracture* ou la *rétraction* de l'un ou de plusieurs des muscles qui fléchissent la tête sur le tronc, et particulièrement du sterno-cléido-mastoïdien, qu'elle soit le résultat d'une rigidité convulsive ou de la paralysie et du défaut d'antagonisme des muscles congénères, détermine constamment une inclinaison anormale à laquelle on a aussi donné le nom de *torticolis*. La *contracture* qui est aiguë, et facilement guérissable, ne met point dans l'impossibilité de servir ; elle se reconnaît à la vive douleur qu'occasionne toute tentative de redressement, et surtout à l'absence des signes décrits précédemment comme caractérisant le *torticolis ancien*, ou par rétraction musculaire.

3ᵉ Forme. Torticolis par rétraction musculaire.

Lorsque le *torticolis* est produit par une paralysie, c'est ordinairement le muscle sterno-cléido-mastoïdien aussi qui est affecté ; mais alors la tête est penchée du côté sain et la face regarde vers le côté malade, ce qui est le contraire de ce qui a lieu dans la contracture. On amène facilement, et sans causer de douleur, la tête à la situation naturelle ; mais, aussitôt qu'on cesse de la maintenir, elle reprend sa direction vicieuse. Cette infirmité exige l'*exemption* ; elle ne permet la *réforme* que lorsque la paralysie a résisté à un traitement approprié.

4ᵉ Forme. Torticolis par paralysie.

D'après ce qui précède, il est évident que le torticolis congénial ou datant de l'enfance ne saurait être simulé, à raison des modifications caractéristiques de structure qui l'accompagnent à des degrés variés. Lorsque le torticolis est dû à la rétraction musculaire, le muscle rétracté, vers lequel s'incline la tête, forme sous la peau une sorte de corde tendue, saillante, résistante à la pression, qui s'oppose au redressement par une action égale et toute passive, que ni la distraction de l'attention, ni la force, à moins qu'elle ne soit excessive, ne font cesser. Dans le torticolis par paralysie, le muscle sain qui entraîne la tête de son côté ne présente ni roideur ni dureté extraordinaire ; mais le muscle opposé, dépourvu d'action, est mou, inerte, comme perdu dans les parties molles qui l'avoisinent, et quels que soient les mouvements de redressement ou de rotation que l'on imprime à la tête, il ne donne aucun signe de contraction. Ces particularités bien comprises permettront toujours de distinguer la maladie réelle, parce que les fraudeurs ne sauraient les imiter avec une perfection suffisante pour induire en erreur.

Simulation.

Lorsqu'il est question de torticolis, toute la difficulté réside dans le diagnostic. Cette infirmité, quelle que soit sa cause, motive toujours l'*exemption*. Elle doit également faire solliciter la *réforme*, lorsque, due à des cicatrices ou à des accidents traumatiques, elle est au-dessus de la puissance de l'art ou rebelle aux moyens dont il indique l'usage.

Jugement à porter.

Outre les engorgements scrofuleux qu'on a vu se manifester particulièrement au cou, cette région peut être le siége d'autres *tumeurs* qui, par leur nature, ou en raison des accidents qu'elles occasionneraient

TUMEURS.

lorsqu'elles viendraient à être serrées par le collet de l'habit militaire, constituent des conditions évidentes d'inaptitude au métier des armes. Telles sont :

LOUPES OU TUMEURS ENKISTÉES.

1° Les *loupes* ou *tumeurs enkistées.* Leur extirpation est facile et n'entraîne aucun accident : leur existence ne s'oppose, par conséquent, qu'à l'admission, non au maintien des hommes sous les drapeaux; encore faut-il, pour qu'elles motivent *l'exemption,* qu'elles ne constituent pas de simples incommodités, mais que, par leur situation et leur volume, elles occasionnent, ou puissent occasionner une gêne réelle et prononcée au sujet qui en est atteint.

ENGORGEMENTS CHRONIQUES OU SQUIRRHEUX DIVERS.

2° Les *engorgements chroniques et squirrheux* des glandes salivaires, des ganglions lymphatiques ou du tissu profond du cou, affections toujours lentes, graves, qui nécessitent impérieusement *l'exemption,* mais ne motivent *la réforme* que lorsqu'elles sont incurables, même par les opérations de la chirurgie.

GOÎTRE.

3° Les différentes variétés du *goître,* auxquelles les règles précédentes sont applicables.

Dissimulation.

Le goître, quand il n'est pas très-prononcé, pourrait être *dissimulé* chez les volontaires et les remplaçants, si l'on n'apportait une suffisante attention à l'exploration du corps thyroïde. Il est à peine nécessaire de

Simulation.

mentionner le grossier moyen d'imitation qu'on a essayé en insufflant de l'air dans le tissu cellulaire. La mollesse de la tumeur jointe à la crépitation emphysémateuse ferait prompte justice de cette supercherie.

ANÉVRISME.

4° Les *anévrismes* des artères thyroïdiennes, des carotides ou de leurs non branches principales, motivent toujours *l'exemption* ou la *réforme,* lorsque les opérations qui pourraient en procurer la guérison sont impraticables, ou, même après les avoir pratiquées, lorsqu'elles laissent à leur suite des cicatrices ou d'autres lésions incompatibles avec la continuation du service.

LARYNGITE CHRONIQUE.

Les affections chroniques du larynx, bien que quelquefois assez obscures dans leurs symptômes locaux, entraînent toujours, lorsqu'elles sont graves, une altération générale qui éclaire le jugement que l'on a à porter; les rapports qui existent ordinairement entre les lésions chroniques du larynx et celles des poumons doivent déterminer à considérer comme impropres au service militaire les sujets qui sont atteints des premières. Ces lésions, d'ailleurs, amènent souvent une altération et même une abolition complète de la voix, ou *aphonie,* qui établit seule cette inaptitude.

APHONIE.

L'aphonie *permanente* existe parfois sans qu'on puisse saisir aucune trace de lésion matérielle, et elle ne constitue pas moins un cas d'*exemption;* mais, lorsqu'elle survient après l'incorporation, il y a lieu d'en tenter la guérison. Pour s'assurer, dans la visite du conseil de révision, de la réalité de cette maladie, on devra procéder par induction et suivant l'esprit des indications qui ont été précédemment données au sujet des cas analogues d'amaurose et de surdité.

MALADIES DE LA POITRINE.

La poitrine renferme les principaux organes de la respiration et de la circulation, dont le jeu continuel et régulier est essentiellement nécessaire à l'entretien de la vie ou de la santé ; elle sert de point fixe dans l'exécution d'un grand nombre de mouvements, et particulièrement dans les efforts ; enfin, sous le point de vue exclusivement militaire, elle supporte immédiatement les parties les plus pesantes et les plus dures de l'équipement, les buffleteries, le havre-sac, la cuirasse.

Sous ces différents rapports, l'état de la poitrine doit être pris en très-grande considération dans la visite des hommes destinés à l'état militaire.

On examinera d'abord si, à la périphérie de cette cavité, ne se présentent pas des *cicatrices* étendues, fragiles, telles que les fractures en produisent ; des *ulcères* plus ou moins larges et profonds ; des *saillies* anormales, un *engorgement des glandes mammaires* qui pourraient s'opposer au port des diverses parties de l'équipement, ce qui nécessiterait l'*exemption* pour les appelés, et pour les militaires, la *réforme*, sous la condition d'incurabilité.

C'est ordinairement à la portion de la colonne vertébrale qui limite en arrière la poitrine que se dessinent d'une manière plus prononcée les *difformités* de cette tige osseuse : c'est donc en explorant cette région qu'il convient particulièrement de s'en occuper.

Les *difformités du rachis* reconnaissent pour cause une altération organique des vertèbres elles-mêmes, ou un défaut d'équilibre entre les diverses forces motrices qui agissent sur la pyramide qu'elles forment par leur réunion.

La gravité de la première de ces affections, qui est connue sous le nom de *mal de Pott*, en fait un motif impérieux d'*exemption* : on la reconnaît à l'élévation et à la saillie de l'apophyse épineuse correspondante à la vertèbre qui est le siége principal de la maladie, et quelquefois à la présence de dépôts par congestion à des distances plus ou moins éloignées de ce point de départ. Au début de l'affection, les individus ignorent souvent eux-mêmes l'existence de la lésion locale et ne se plaignent que de ses effets secondaires ; il faut, pour la découvrir, faire courber l'individu en avant, puis promener la main sur le trajet du rachis, interroger la sensibilité par la pression et examiner avec soin les saillies que les doigts peuvent rencontrer.

2° Déviation de la colonne vertébrale. L'étude de la seconde espèce de *difformités* de la colonne vertébrale a fait depuis quelques années, et particulièrement sous le point de vue de la *simulation*, des progrès remarquables, qui permettent d'apporter dans les recherches qui y ont trait une précision à laquelle elles avaient jusqu'alors échappé. La colonne vertébrale, sous l'influence des puissances qui la meuvent, peut se dévier en arrière, en avant et sur l'un ou l'autre côté. Ces déplacements impliquent l'impossibilité de servir dans les rangs de l'armée, soit parce qu'ils peuvent comprimer la moelle épinière et entraîner consécutivement l'altération des fonctions auxquelles cet organe préside, soit parce qu'ils gênent l'action des viscères contenus dans la cavité thoracique et les prédisposent à de graves affections, soit enfin parce qu'ils privent le soldat de la plénitude et de la précision de mouvements qui lui sont nécessaires, et parce qu'ils occasionnent une grande gêne sous l'équipement.

Mais les diverses flexions dont il s'agit peuvent être simulées et même provoquées.

Simulation. On a vu plusieurs sujets se présenter le dos voûté à l'excès, la poitrine creusée en avant et prétendant ne pouvoir pas se redresser. On déjoue cette supercherie, soit en faisant coucher l'individu sur le ventre, lui serrant fortement les lombes à l'aide d'une ceinture et lui étendant ensuite les bras au-dessus de la tête, soit, au contraire, en le plaçant sur le dos en ôtant tout point d'appui à ses extrémités.

Les *déviations latérales* offrent plus de ressources à la *simulation;* on peut les imiter soit par la seule action musculaire, soit en aidant celle-ci avec des agents mécaniques qui tendent à courber directement l'axe vertébral ou à déplacer les rapports du bassin, et consécutivement ceux de la colonne flexible qu'il supporte, avec le centre de gravité. Le succès peut être tel que le simulateur, contre son dessein, reste définitivement bossu, et cela sans profit, car il n'est pas impossible de distinguer les déviations simulées ou provoquées de celles qui sont spontanées.

Celles-ci ont pour premier caractère d'affecter une grande variété de siége et de formes; presque aussi diversifiées qu'il y a de cas particuliers, elles peuvent occuper tous les points de l'épine. En second lieu, on n'a jamais vu de déviation réelle, pour peu qu'elle eût d'étendue, n'avoir qu'une seule courbure; toujours il y en a deux ou trois, et quelquefois quatre, alternativement, lesquelles ont pour effet de maintenir, en se contre-balançant, l'axe du tronc dans la ligne de gravité. Chaque courbure est constamment accompagnée d'un mouvement de torsion des vertèbres, proportionnellement à sa flèche et à sa corde. Cette torsion imprime aux reliefs musculaires des gouttières vertébrales, à la saillie des côtes et des épaules, de remarquables différences, qui varient suivant le nombre, le siége et le degré des courbures. A chaque courbure correspond un soulèvement des muscles, des côtes ou de l'omoplate du côté convexe, tandis que la concavité est marquée par une dépression de toutes les parties qu'elle comprend. Il n'existe pas de sillons formés par le plissement de la peau, à moins de déviation très-considérable, et alors ils sont ordinairement peu profonds à cause de la rétractilité de la peau qui, à la longue, finit presque toujours par les effacer : ces sillons se montrent, dans la majorité des cas, un peu au-dessous de l'aisselle, et alors la courbure principale a sa convexité du côté opposé, dans la région dorsale; si, par extraordinaire, ils siégent entre les fausses côtes et la crête du bassin, il y a courbure dorso-lombaire, mais avec un soulèvement considérable des côtes et des muscles qui correspondent à la convexité. Il peut enfin exister un sillon assez marqué au niveau d'une courbure lombaire, sans torsion considérable des vertèbres comprises dans cette région, en même temps qu'un autre sillon répond du côté opposé à la courbure dorsale. Dans ce cas exceptionnel, la courbure dorsale est considérable, descend jusqu'aux dernières vertèbres de cette région, s'accompagne d'un grand degré de torsion, qui soulève les dernières côtes, et détermine un creux avec plissement de la peau au-dessus de la crête iliaque. Ainsi, dans les cas rares où la déviation réelle s'accompagne de sillons à la peau, il y a nécessairement une courbure et une torsion très-considérables, de l'un ou de l'autre côté, avec bombement consécutif des muscles, des côtes et *gibbosité* latérale, dorsale ou lombaire. Enfin, si les hanches cessent d'être de niveau, l'une ne dépasse jamais l'autre que de quelques millimètres, à moins qu'il n'y ait une inégalité proportionnelle dans la longueur des membres inférieurs.

Dans la *simulation,* quel que soit l'artifice qu'on ait choisi pour la produire, on remarque toujours la même apparence extérieure, savoir : flexion latérale unique, décrivant un arc régulier qui comprend invariablement les régions dorsale et lombaire, avec inclinaison latérale de la colonne sur le bassin; telle est l'identité, la conformité avec laquelle les effets se reproduisent constamment, qu'il est presque impossible de ne pas les reconnaître. Le tronc est plus ou moins incliné du côté opposé à la convexité, suivant que le bassin est plus ou moins élevé de ce dernier côté ou abaissé de l'autre. Le degré de courbure, qui a lieu sur un grand rayon, n'est pas en rapport avec le degré d'inclinaison du tronc, dont l'extrémité supérieure s'écarte sensiblement de la verticale, cette inclinaison n'étant corrigée par aucune contre-courbure. En dedans de la courbure, entre les fausses côtes et la crête iliaque, la peau du flanc présente deux ou trois plis parallèles; l'épaule du côté correspondant à la convexité est beaucoup plus élevée que l'autre, mais toutes les deux font la même saillie en arrière, ainsi que les côtes et les deux plans de muscles homologues; en d'autres termes, il n'y a aucune trace de torsion. Les hanches, suivant le moyen qu'on a employé, peuvent rester de niveau, ou celle du côté concave être exhaussée jusqu'à 5o ou 8o millimètres, et, dans ce cas, le membre correspondant paraît raccourci proportionnellement; il y a apparence de claudication, ce qui n'a point lieu dans la difformité réelle.

Ces déviations peuvent être maintenues par la seule force de la volonté pendant la station, l'attitude assise et même pendant la marche.

Provocation.

Elles peuvent également, ainsi qu'il a été dit ci-dessus, lorsqu'elles sont longtemps maintenues par des agents mécaniques, rester permanentes et constituer une véritable *provocation,* dont les effets varient suivant les appareils auxquels on a eu recours pour l'obtenir, et qu'il serait superflu de rappeler ici. Il suffira de dire, 1º que lorsqu'elle n'a pas été prolongée, l'action de ces appareils n'imprime à la colonne rachidienne aucun des caractères de courbure multiple et alterne, et de torsion de vertèbres qui distinguent les difformités réelles; 2º que, même après leur application et leur emploi longtemps continués, les moyens de provocation les plus ingénieusement combinés, s'ils donnent lieu à des courbures alternes, ne produisent pas encore la torsion et laissent, par ce fait, aidé de la forme spéciale, toujours la même, de la difformité, le moyen de la distinguer de celle qui est pathologique.

Jugement à porter.

Le diagnostic étant établi, si la difformité, spontanée ou provoquée, existe et est devenue permanente, la décision d'*exemption* ou de *réforme* en est la conséquence rigoureuse. Quant à la question subsidiaire d'origine ou de provocation, lorsque l'homme s'est rendu réellement difforme, bien qu'il soit possible d'arriver à présumer ce fait, cette présomption ne s'élève cependant pas au degré de certitude nécessaire pour motiver une accusation; et, d'ailleurs, le fourbe est assez puni par le résultat irrémédiable de sa conduite.

RACCOURCISSEMENT DE LA TAILLE. Simulation.

La découverte de la simulation des déviations latérales peut échapper aux conseils de révision par une circonstance sur laquelle il est très-important d'appeler leur attention. Pour des motifs basés sur l'intérêt des jeunes gens, et conformément aux recommandations ministérielles, on suit, dans l'examen des conditions d'exemption, l'ordre établi dans la loi : le défaut de taille tient le premier rang; au second, viennent les infirmités. Or, comme c'est sur ce deuxième chef que la loi prescrit de consulter les gens de l'art, ceux-ci n'interviennent point dans l'examen préalable de la taille : la toise en est le seul juge; l'appelé que cet instrument aveugle a déclaré trop petit n'est plus soumis à aucune épreuve; il est proclamé impropre au service. Cependant, l'expérience a fait connaître que des individus dont la dimension en longueur ne s'élève que très-peu au-dessus du minimum légal, peuvent, en courbant leur colonne vertébrale, se raccourcir et se faire exempter pour défaut de taille : les officiers de santé pourraient donc être utilement consultés lors du toisage des jeunes gens dont la taille serait de 1 millimètre à un centimètre au-dessous de la hauteur exigée.

Sans difformité proprement dite, la configuration du thorax peut présenter certaines dispositions qui traduisent l'état des organes contenus dans ses parois mobiles, et qui, pour ce motif, pèsent d'un grand poids dans l'examen dont il s'agit. Chez un homme bien constitué, le thorax est ample, largement saillant; les côtes sont longuement et régulièrement arquées, les omoplates effacées par leur application exacte contre le dos, et sous les muscles qui les meuvent et remplissent leurs cavités. Il convient donc de proposer *l'exemption*, 1° des sujets dont le thorax proémine fortement en forme de carène, les cartilages des côtes étant droits au lieu de prolonger la courbure cintrée de ces os; 2° des individus qui présentent des enfoncements quelquefois considérables de la partie inférieure du sternum et de l'appendice xiphoïde : rarement ces poitrines sont assez fortes et assez larges pour que les viscères qu'elles renferment ne soient pas gênés dans leurs fonctions, pour que les poumons surtout s'y meuvent avec une entière liberté.

CONFIGURATION VICIEUSE DU THORAX.

Le grand nombre de jeunes soldats qui succombent dans les hôpitaux militaires à des affections pulmonaires, et particulièrement à la phthisie, pour avoir été trop facilement reçus par les conseils de révision, doit donner un grand crédit à l'avis des officiers de santé, témoins si souvent impuissants de ces pertes affligeantes. Il n'est point nécessaire qu'une maladie aussi grave soit déjà déclarée pour motiver le refus d'admission; il suffit de la disposition à la contracter, disposition dont les traits sont bien connus des médecins, savoir : que la poitrine soit étroite, surtout à son pourtour supérieur; que les omoplates soient saillantes, ailées; que le cou soit allongé, le visage pâle ou seulement coloré d'un rose vif aux pommettes; la voix voilée, la parole courte, interrompue fréquemment par le besoin de respirer; que la peau présente une finesse, une blancheur ou une teinte paille et une sécheresse anormales; que les membres, plus ou moins longs, soient grêles, flanqués de muscles maigres et mous : ces caractères suffisent pour annoncer une constitution débile, une disposition manifeste à la phthisie, et pour justifier *l'exemption*.

MALADIES DES ORGANES.

Toutefois, on ne négligera jamais d'ajouter à la force du jugement fondé sur ces premières impressions les données que peuvent fournir la percussion, l'auscultation et la mensuration ; on ne saurait, en effet, accumuler trop de preuves pour éclairer une décision dont les conséquences peuvent être si graves : la matité insolite d'une partie du thorax, l'absence ou les modifications du bruit respiratoire, le développement considérable ou l'affaissement d'un côté de la cavité, ne laisseront aucun doute sur l'état des poumons ou des plèvres, ni sur la nécessité de *l'exemption* ou de *la réforme*.

C'est au début, ou dans l'imminence de la *phthisie*, lorsqu'elle n'a pas encore imprimé son cachet en traits évidents sur l'habitude extérieure, qu'il importerait d'en saisir, d'en constater les signes précurseurs à l'aide de ces moyens directs d'investigation ; mais la percussion et l'auscultation perdent trop souvent de leur valeur à cause du bruit dont on est entouré, du peu de temps qu'il est permis de donner à chaque exploration et du trouble passager dans lequel se trouvent, au milieu de ces circonstances, la circulation et la respiration des jeunes gens que l'on visite. On est toutefois autorisé à présumer la présence de tubercules disséminés, lorsqu'on trouve le bruit de l'expiration plus fort que celui de l'inspiration. Mais, on ne saurait trop le répéter, dans l'absence même de ces caractères, les indices généraux précédemment exposés sont assez significatifs pour légitimer et réclamer le renvoi des sujets sur lesquels ils se trouvent réunis.

Quelques jeunes gens, à la vérité, sous prétexte de faiblesse de poitrine, s'avancent, le dos voûté, les épaules rapprochées en avant, le sternum en apparence enfoncé ; ils affectent une toux fréquente, sèche, parfois même ne répondent qu'en haletant aux questions qu'on leur adresse. Mais il suffit de relever le prétendu malade et de porter ses épaules en arrière pour constater le développement convenable du thorax, en même temps que la coloration et l'élasticité des téguments, le volume et la fermeté des muscles viendront démentir ses allégations.

Le *crachement de sang*, ou *hémoptysie*, qui est souvent un des accidents de la phthisie confirmée, en est aussi quelquefois un des signes avant-coureurs ; il en marque en quelque sorte le début : aussi doit-on s'empresser, dès qu'on a acquis la preuve bien constatée d'une seule attaque, de demander *l'exemption* ou la *réforme* du sujet sur lequel elle a eu lieu, car plus d'une fois on a vu cette hémorrhagie être suivie du développement rapide de tubercules pulmonaires, non-seulement chez des individus faibles, délicats, disposés aux scrofules ou dont la poitrine était mal conformée, mais aussi, et l'on ne saurait trop insister sur ce point, chez des individus très-bien constitués en apparence, ayant une peau brune, des cheveux noirs, un système musculaire très-développé.

D'autres fois l'*hémoptysie* est un symptôme d'*affection* du cœur, et particulièrement de l'*hypertrophie* : l'exploration attentive et comparée du centre circulatoire et des poumons permettra d'établir ce point de diagnostic. Dans tous les cas, à titre de conséquence d'une lésion du cœur, l'hémoptysie n'est pas moins grave et ne doit pas entraîner d'autres conséquences qu'à titre de symptôme de la phthisie pulmonaire.

Pour la *simuler,* certains sujets se piquent le doigt, l'avant-bras ou toute autre partie du corps accessible aux lèvres, et par la succion ils emplissent leur bouche de sang qu'ils rejettent ensuite après avoir feint un accès ou un effort de toux; d'autres se piquent l'arrière-bouche ou les gencives; enfin il en est qui se placent sous la langue, ou entre les joues et les arcades dentaires, du bol d'Arménie qui rougit leur salive, ou une éponge imbibée de sang, qu'ils expriment et rendent en quantité variable. La fraude se découvre aisément en passant les doigts dans la bouche, en la faisant rincer avec de l'eau vinaigrée. D'ailleurs, le sang de l'hémoptysie est reconnaissable à son aspect rutilant, écumeux; à la fin de l'accès, il se mêle aux mucosités bronchiques, qu'il teint de couleurs de moins en moins vives, et enfin l'attaque réelle laisse toujours après elle une pâleur, un abattement que la simulation ne peut imiter, non plus que l'expression d'inquiétude profonde qui se peint involontairement sur les traits du malade.

Comme les *lésions organiques* des poumons, celles du cœur et des *gros vaisseaux* sont d'un diagnostic très-difficile à leur début, c'est-à-dire au degré que d'ordinaire elles ont à peine atteint chez les jeunes gens convoqués devant les conseils de révision. Cependant, les obstacles qu'elles apportent à l'exercice du service militaire en se développant rapidement sous l'influence des efforts qu'il occasionne, les dangers qu'elles font alors courir aux sujets qui en sont frappés, imposent le devoir de chercher scrupuleusement à éloigner ceux-ci des rangs de l'armée. Aucun moyen d'examen ne doit être négligé : on aura recours à l'inspection directe et à la palpation, qui font reconnaître la fréquence, la force, l'étendue, le rhythme des battements du cœur et la voussure du thorax; à l'auscultation, qui indique la nature, l'intensité des bruits anormaux; à la mensuration, à la percussion, qui signalent l'augmentation du volume et en constatent les limites. En même temps, on cherchera à discerner, par une analyse et un examen attentifs, les troubles que ces lésions peuvent exciter dans le jeu des autres organes: la gêne de la respiration, le ralentissement, l'accélération, la perturbation de la circulation, se révéleront par la dyspnée, qui est souvent le premier indice des maladies

Marginal notes: Simulation. — LÉSIONS ORGANIQUES DU CŒUR.

du cœur, par la faiblesse ou la force, l'irrégularité ou l'intermittence du pouls, par l'injection rouge ou violacée des capillaires sanguins, surtout du visage, par la distension, les pulsations des veines jugulaires, etc.

Hormis les signes propres à faire reconnaître la *dilatation du cœur* ou *de son enveloppe* distendue par une *hydropisie*, c'est-à-dire hormis l'extension de la matité précordiale, qui, dans l'état normal, ne dépasse pas ordinairement 6o millimètres en hauteur et en largeur, les autres phénomènes, pris isolément, sont loin de fournir des renseignements précis, irréfragables. Cette proposition s'applique aux palpitations, aux bruits anormaux lorsqu'ils sont fugitifs et peu prononcés, aux variations du pouls, à la coloration du visage et aux autres phénomènes indiqués des lésions du cœur. C'est, dans ces circonstances difficiles, par le rapprochement, la concordance de plusieurs symptômes généraux et locaux, que le médecin peut arriver à émettre une opinion positive. Il fixera surtout son attention sur les bruits, sur le rapport de la force du pouls avec celle des impulsions ventriculaires, sur la violence de celles-ci, enfin |sur l'étendue de la région occupée par l'organe. S'il reste de l'incertitude dans son esprit, il achèvera souvent de s'éclairer en interrogeant le réclamant sur les remarques qu'il a pu faire lui-même sur son état à l'occasion du sommeil, des mouvements, des émotions, enfin des différents accidents de la vie.

LÉSION
DE
L'AORTE THORACIQUE.

Le diagnostic des *lésions de l'aorte thoracique* offre dans la plupart des cas une grande obscurité ; cependant on doit soupçonner l'anévrisme au sifflement de la voix, à l'obscurité du son dans la partie supérieure et moyenne du sternum, à la petitesse, à l'irrégularité du pouls, à son inégalité d'un bras à l'autre, indices de l'existence d'une tumeur qui comprime les bronches ou les troncs artériels. On peut le reconnaître encore à un frémissement sensible à la main, et surtout aux battements simples, accompagnés de bruit de souffle, entendus dans le trajet de l'artère. Lorsque l'anévrisme occupe l'aorte sous-sternale, les battements se font entendre sous le sternum et sous les cartilages des côtes avec d'autant plus d'évidence que la tumeur est plus volumineuse ; ils diffèrent du premier bruit du cœur par une plus grande intensité : en outre, il est possible de reconnaître leur véritable point de départ en promenant successivement l'oreille, armée surtout du stéthoscope, depuis le point où l'on entend ce bruit jusqu'au cœur, et réciproquement. Si le battement appartient à l'anévrisme de l'aorte, il s'affaiblit à mesure que l'on s'approche du cœur, et *vice versâ*. L'anévrisme de l'aorte pectorale descendante sera reconnaissable à un battement simple, fort, distinct du double battement du cœur, en ce que celui-ci ne se propage jamais avec autant d'intensité jusqu'au dos; en outre, on y entendra un bruit de soufflet ou de râpe; on trouvera enfin une matité anormale.

ASTHME.

La difficulté de respirer, produite par certaines maladies des appareils pulmonaire ou circulatoire, va quelquefois jusqu'à produire l'*asthme*, affection qui, par elle-même, suffit pour rendre impropre au service militaire. Quand l'*asthme* se rattache ainsi à une lésion organique, il est ordinairement continu, quoique variable en intensité suivant un grand nombre de circonstances : le médecin expert peut par conséquent en être témoin, et, rapprochant les phénomènes qui l'accompagnent des autres signes de l'altération viscérale, il trouvera dans cette combinaison la base de sa conviction; c'est surtout sur l'exploration des poumons, du cœur et de l'aorte qu'il doit insister. Mais il existe une espèce d'*asthme* qu'on ne peut rapporter à aucune lésion organique, et qui, en outre, ne se décèle que par des paroxysmes ordinairement nocturnes et plus ou moins éloignés les uns des autres. Chez les militaires, on peut constater, dans les hôpitaux, cette affection, qu'il est impossible de contrefaire avec vraisemblance; mais, devant les conseils de révision, la réalité ne pourra en être admise qu'à la suite d'une enquête publique.

MALADIES DU BAS-VENTRE ET DES ORGANES GÉNITO-URINAIRES.

TUMEURS.

Les parois du bas-ventre peuvent être le siége de tumeurs semblables à celles qui se présentent dans toutes les autres parties du corps; la nature, la position, le volume de ces tumeurs, dicteront le jugement qu'il conviendra de porter.

ABCÈS
PAR CONGESTION.

C'est d'ordinaire à la périphérie de cette cavité, et plus particulièrement aux aines et aux lombes, que se présentent les *abcès par congestion,* qui nécessitent toujours l'*exemption* ou la *réforme,* à raison de l'affection grave qui les produit.

ANÉVRISME
DE
L'AORTE ABDOMINALE.

C'est à la région lombaire que l'on trouve l'*anévrisme de l'aorte abdominale.* Averti par la déclaration du réclamant, qui dit éprouver une sensation de battement, le médecin, à l'aide de l'auscultation, peut lui-même constater ce phénomène, qui est accompagné d'un bruit de soufflet et presque toujours de frémissement vibratoire. La percussion permet quelquefois de reconnaître une matité anormale sur le trajet de l'artère. Enfin, au moyen du palper, en affaissant la région abdominale antérieure, on sent presque toujours une tumeur dont les pulsations superficielles, heurtant directement la main, se distinguent avec netteté de celles qui seraient communiquées médiatement par toute autre tumeur placée entre les téguments et l'aorte. Il est inutile de dire que cette altération implique l'exclusion de tout service.

HERNIES. L'ombilic, la ligne blanche, le pli de l'aine, la partie supérieure et antérieure de la cuisse, sont, chez les hommes, les régions où se forment le plus souvent les *hernies* ou *descentes,* que le maréchal Vauban, dans un *mémoire au Roi,* citait comme un exemple des infirmités qui rendent impropre au service militaire. Facilement réductible ou non, récente ou ancienne, simple ou compliquée, toute *hernie abdominale* doit être considérée comme un motif d'*exemption,* à cause des incommodités nombreuses qui l'accompagnent constamment et des accidents subits et funestes auxquels elle expose, accidents qui sont surtout fréquents et graves pendant l'âge adulte, c'est-à-dire l'âge du service militaire, et qui sont toujours produits par des circonstances analogues à celles auxquelles les soldats sont incessamment soumis. L'*exemption* doit être même admise chez les sujets qui, bien que non atteints de hernie, présentent cependant, à un degré très-prononcé, les dispositions suivantes : anneau inguinal dilaté, canal inguinal faible, relâché, ainsi que la portion correspondante de la paroi abdominale antérieure. Cet état doit surtout motiver le rejet des volontaires et des remplaçants. Chez les militaires sous les drapeaux, on n'est autorisé à considérer comme motif de *réforme* que les *éventrations,* l'*exomphale* ou *hernie ombilicale,* les *hernies inguinales* ou *crurales doubles* ou *volumineuses,* difficiles à réduire ou à contenir à l'aide d'un bandage approprié. Mais, le brayer ne contenant les hernies qu'autant qu'il est parfaitement adapté et qu'il est en rapport exact avec les dimensions du bassin, et son action, lorsqu'il ne maintient pas les parties, étant nuisible et exposant à des accidents graves d'irritation et d'étranglement, les hommes atteints de hernie simple sous les drapeaux ne pouraient servir que dans les compagnies sédentaires. Le danger est d'autant plus grand, durant les routes et en campagne, que le brayer s'use, se brise, et que cependant son usage ne peut être discontinué un seul instant sans faire courir aux malades le péril de la vie. Il y aurait inaptitude absolue si la hernie, d'ailleurs très-réductible, entraînait avec elle, en rentrant dans l'abdomen, le testicule correspondant, comme cela arrive quelquefois lorsque l'infirmité est congéniale ou le résultat de la descente tardive d'un testicule dans les bourses, la tunique vaginale formant elle-même, dans l'un et l'autre cas, le sac herniaire.

Dissimulation. Les *hernies* sont assez fréquemment *dissimulées* chez les volontaires et surtout chez les remplaçants : aussi convient-il non-seulement d'examiner avec soin le trajet de la ligne blanche, les régions inguinales et crurales, et d'appliquer la main sur les ouvertures correspondantes pendant que le sujet est engagé à tousser, mais encore, en refoulant le scrotum en haut, de porter le doigt dans l'anneau sous-pubien, afin d'en reconnaître la dilatation et de sentir si quelque portion de viscère descendue dans le canal inguinal ne vient pas, pendant les efforts, se présenter à l'orifice.

La palpation et la percussion peuvent faire découvrir et mesurer les *tumeurs intérieures,* les *engorgements du foie, de la rate,* lésions chroniques accompagnées ou non de symptômes généraux qui en expriment la gravité, mais dont la présence ne permet aucun doute sur l'impossibilité de servir. Cependant il est bien entendu que, lorsque ces tumeurs se rencontrent chez des hommes présents sous les drapeaux, on devra préalablement donner aux malades tous les secours que la science indique.

On agira de même au sujet des *maladies chroniques du péritoine, de l'estomac,* ou des autres portions du *canal digestif,* maladies sur les symptômes desquelles il serait superflu de s'appesantir. Les suivants exigent seuls une mention spéciale.

La *tympanite péritonéale,* accident fort rare, a été quelquefois imitée par des individus jouissant de la faculté, fort rare aussi, d'avaler de l'air en assez grande quantité pour produire un ballonnement énorme du ventre; d'autres, possédant naturellement ou ayant acquis le pouvoir de vomir à volonté, ne manquent pas d'en tirer parti pour se prétendre atteints de quelque lésion organique de l'estomac. Enfin, il en est qui se plaignent de *vomissements de sang* habituels et qui, pour soutenir leur assertion, *simulent* en effet cette hémorrhagie en expulsant devant le médecin et les assistants une certaine quantité de sang secrètement ingérée auparavant. Dans chacun de ces cas, qui, s'ils étaient réels, seraient nécessairement compliqués d'une altération prononcée de la constitution, l'état général des réclamants, leur embonpoint, deux signes non équivoques de santé, déposent contre leurs allégations. Le *vomissement de sang,* d'ailleurs, suggère en particulier les observations suivantes : quand l'infirmité est véritable, le sang récemment exhalé est ordinairement rendu liquide ; il sort en quantités variables à la fois, mais pendant un assez long espace de temps; et s'il s'échappe avec abondance, tous les signes d'une hémorrhagie interne ne tardent pas à se déclarer. Dans la simulation, au contraire, le sang est rejeté en caillots, par quelques secousses, et il s'épuise tout à coup, sans que le prétendu malade en éprouve le plus léger affaiblissement.

La partie inférieure du rectum et l'ouverture qui le termine sont, de toutes les parties de l'intestin, celles qui présentent le plus grand nombre d'altérations sur lesquelles doivent se porter les recherches du médecin expert. L'orifice anal peut être le siége d'*hémorrhoïdes*, qui, à l'état de tumeur interne ou externe, ulcérée ou non, doivent être un sujet d'*exemption* pour les jeunes gens appelés, les volontaires et les remplaçants, tandis qu'elles ne motivent pas avec la même rigueur la *réforme* d'un soldat. Dans ce dernier cas, les circonstances accessoires devront servir de guide autant que le fait principal ; on tiendra compte par conséquent de la fréquence des accidents, de l'influence que le flux exerce sur l'économie, de la douleur que l'individu ressent pendant la défécation et pendant les autres efforts musculaires, de la difficulté qu'il éprouve à réduire la tumeur. Ces considérations décideront de la possibilité de conserver le sujet dans l'armée ou de le proposer pour la *réforme*. Quant au flux périodique et abondant, sans tumeur externe ni interne, il ne peut entraîner l'exemption que lorsqu'il est constaté par des témoignages non douteux.

On a vu des hommes *simuler les tumeurs hémorrhoïdales* externes avec de petites vessies de rat ou des vésicules de poisson remplies d'air, rougies et barbouillées de sang, attachées à un ressort qu'ils enfonçaient au-dessus de l'anus : cette fraude grossière se découvre facilement en observant au point d'insertion la présence d'un étranglement au lieu de la base large que présentent les hémorrhoïdes, qui ont d'ailleurs une couleur violette et non pas rouge, en faisant absterger la surface des tumeurs, enfin en portant l'exploration dans l'intérieur du rectum.

Les *hémorrhoïdes* anciennes et ulcérées ou d'autres causes, telles qu'un *relâchement considérable*, la *déperdition de substance étendue* ou la *paralysie* des sphincters et des releveurs de l'anus, peuvent amener la *procidence de la membrane muqueuse du rectum* à travers l'ouverture anale. La gravité de cette infirmité varie suivant que la tumeur peut être réduite, après chaque selle, par le malade lui-même, ou qu'elle est volumineuse, dificile à faire rentrer et à maintenir au-dessus de l'anus, qu'un léger effort suffit pour la reproduire, ou qu'enfin elle reste constamment à l'extérieur. L'un et l'autre de ces états commandent le *rejet* des appelés, des volontaires et des remplaçants. On conçoit toutefois que le premier d'entre eux peut facilement être *dissimulé*. Ce degré, qui ne constitue

qu'une incommodité supportable, et qui n'altère en rien la régularité des fonctions, pourra, s'il survient chez un soldat, lui permettre de passer dans les compagnies de vétérans ; dans le second degré, l'action de l'air, le contact et le frottement inévitable des vêtements, enflamment la membrane muqueuse, à la surface de laquelle apparaissent des ulcérations et des fongosités quelquefois considérables. Le bourrelet devient complétement irréductible ; de fréquentes hémorrhagies ont lieu : ces pertes de sang, le retentissement sympathique de l'irritation, l'inquiétude morale, amènent un marasme profond. Cet état est évidemment incompatible avec tout service militaire. Aussi a-t-on cherché à l'imiter par *provocation;* mais il est permis de soupçonner et facile de reconnaître la ruse quand l'individu offre tous les signes de la santé, quand la portion sortie du rectum est vivement serrée par l'anus, très-rouge ou violette, très-sensible à la pression, et surtout quand, après avoir été réduite, le sujet, malgré d'énergiques efforts, ne peut plus la faire reparaître. Enfin, lorsqu'il s'agira d'un militaire, il suffira de l'observer et de le faire surveiller rigoureusement pendant quelques jours pour déjouer sûrement ces manœuvres. Provocation.

Accompagnée ou non de chute de rectum, la *paralysie* de cet organe, qui occasionne l'*incontinence des matières stercorales,* et qui d'ailleurs est liée à d'autres désordres graves, est toujours un motif d'exclusion de service. INCONTINENCE DES MATIÈRES STERCORALES.

La *constriction spasmodique* du sphincter anal, lorsqu'elle existe à l'état de simplicité, ne peut être reconnue devant les conseils de révision, parce qu'aucun signe positif appréciable aux sens ne l'accompagne. Le rétrécissement spasmodique accompagné de fissures ou déterminé par cette érosion, sera distingué le plus ordinairement avec facilité par la présence de la fissure elle-même, dont l'extrémité cutanée se rencontre entre les replis de l'anus. Ces affections, rares chez les jeunes gens, constituent des incommodités plutôt que des maladies ; elles cèdent toujours à une opération chirurgicale très-légère, que le patient peut long-temps éviter, s'il préfère souffrir pendant et quelque temps après la défécation. CONSTRICTION SPASMODIQUE ET FISSURES À L'ANUS.

En conséquence, le spasme simple de l'anus ne sera jamais un motif ni d'*exemption*, ni de *réforme;* la fissure ne pourrait motiver l'*exemption* que si elle était très-profonde, multiple, de mauvais aspect, et surtout si elle était liée à l'existence de quelque altération du poumon. Jamais elle ne donnera lieu à la *réforme* qu'autant qu'à raison des complications indiquées, elle aura résisté aux moyens dont l'art dispose.

L'anus et le rectum, jusqu'à une hauteur variable, sont quelquefois *rétrécis* par des engorgements durs, lardacés, squirrheux, annulaires, disposés à la dégénérescence cancéreuse, ou par des tumeurs de nature diverse, nées de leurs parois, ou agissant sur elles en les refoulant. Lorsque ces affections existent à l'anus, ou se sont étendues jusqu'à cette ouverture, il est facile de le reconnaître à la vue et au toucher; d'autres fois, le toucher et le spéculum peuvent seuls faire distinguer la maladie. Dans ce cas, si l'on explore l'intérieur de l'intestin, on sent à une distance plus ou moins éloignée, quelquefois à l'anus même, un anneau d'appa- RÉTRÉCISSEMENT, TUMEUR SQUIRRHEUSE OU CANCÉREUSE DU RECTUM.

rence fibreuse, résistant, qu'il est impossible ou très-difficile de franchir. Le toucher est tantôt douloureux, tantôt presque inaperçu. La partie malade est parfois lisse, dure, comme calleuse, couverte de granulations plus ou moins saillantes que le moindre attouchement fait saigner. La portion altérée semble mobile et entourée d'un tissu cellulaire libre et sain. Ces affections sont toujours très-graves; bien caractérisées, elles doivent motiver non-seulement l'*exemption* de l'appelé, mais la *réforme* des militaires présents sous les drapeaux.

FISTULE.
ANUS CONTRE NATURE.

L'*anus contre nature* et les *fistules anales* sont des conditions, l'un d'*exclusion* absolue, les autres d'*exemption* seulement, car elles sont ordinairement curables par une opération assez simple, dont il faut essayer

Simulation
de la fistule.

l'efficacité, lorsqu'elle est indiquée, avant de proposer la *réforme* chez les soldats. On a essayé de simuler la *fistule*, en pratiquant près du bord de l'anus une incision dans laquelle on introduisait quelque corps étranger propre à en augmenter la profondeur, à y faire développer quelques callosités et à en arrondir l'ouverture : on doit, par conséquent, ne jamais négliger d'explorer avec soin les lésions de cette nature. Cette exploration est souvent difficile à mener à bonne fin, bien que l'orifice interne, lorsqu'il y a fistule complète, soit ordinairement placé dans les sillons circulaires qui avoisinent les sphincters, à 12 ou 14 millimètres au-dessus de la réunion de la membrane muqueuse du rectum avec la peau; mais, pour un œil exercé, une plaie irritée n'aura jamais la forme arrondie en cul de poule et l'étroitesse des fistules véritables.

MALADIE
DES ORGANES
GÉNITO-
URINAIRES.

Les affections des voies génito-urinaires, qu'il importe d'étudier sous le rapport des obstacles qu'elles opposent à l'exercice de la profession des armes, ne sont ni moins nombreuses, ni moins dignes d'examen que celles des régions précédemment parcourues.

L'émission de l'urine peut tantôt se faire par une voie anormale (*hypospadias, épispadias,* fistules), tantôt être difficile (*dysurie, strangurie*) ou sujette à de fréquents accès de *rétention,* ou au contraire non interrompue (*incontinence*). Ce liquide peut être modifié dans sa qualité ou sa quantité (*gravelle, hématurie, diabètes,* etc.), maladies plus ou moins graves par elles-mêmes, à raison des accidents qu'elles entraînent ou des altérations organiques qu'elles annoncent.

HYPOSPADIAS
ET ÉPISPADIAS.

L'*hypospadias* et l'*épispadias* sont deux variétés d'un vice de conformation dans lequel l'urètre inachevé ne traverse pas le gland et s'ouvre ou sur la face inférieure ou sur le dos du pénis. Dans le premier cas, ou *hypospadias,* l'ouverture a lieu soit à la fosse naviculaire, près ou à la hauteur du frein du prépuce, soit entre ce point et le scrotum, soit enfin dans l'épaisseur même du scrotum. Dans l'*épispadias,* l'orifice existe près de la base de la verge, qui est peu développée, reployée en bas, et fendue sur toute la longueur. De ces infirmités, la première, celle dans laquelle l'*hypospadias* s'ouvre à l'extrémité de la verge, sous le gland, *et permet au sujet d'uriner sans se salir*, est seule compatible avec le service militaire, mais il faut que l'ouverture soit assez large pour permettre la sortie d'un jet d'urine du volume à peu près normal, ce dont on s'assure par l'inspection à l'aide d'une bougie, ou en faisant uriner le sujet devant soi. Toutes les autres variétés des infirmités énoncées mettent, par elles-mêmes, dans l'impossibilité absolue de servir: en effet, l'individu qui en est atteint ne peut éviter de souiller ses vêtements chaque fois qu'il urine, et ceux-ci ne tardent pas à s'imprégner d'une odeur qui serait insupportable pour les camarades du jeune soldat, indépendamment des dangers que cette humidité constante fait courir à sa santé. Les mêmes considérations s'appliquent nécessairement aux *fistules urétrales* et *vésicales*, sauf cette différence que lorsqu'elles surviennent après l'incorporation, on doit préalablement en entreprendre la guérison, chaque fois qu'il y a lieu de l'espérer.

La *rétention* permanente ou fréquente de l'urine et la *dysurie*, qui n'en est qu'un degré moins avancé, dépendent d'un grand nombre de causes différentes qui doivent faire également varier la décision. Celles de ces causes qui ont particulièrement trait au sujet de la présente instruction sont: RÉTENTION D'URINE.

1° Les *rétrécissements permanents* de l'urètre, qu'on reconnaît au moyen de la bougie porte-empreinte ou en faisant uriner le malade devant soi : on sait que dans ce cas le jet de l'urine est souvent bifurqué ou en spirale. Cette maladie, dont la guérison radicale est si difficile et qui entraîne des incommodités si grandes, ne permet de recevoir aucun des individus chez lesquels on la rencontre; mais quand elle se déclare chez des hommes présents sous les drapeaux, il ne faut proposer la *réforme* qu'après avoir échoué dans toutes les tentatives de traitement. Il est possible, en l'attaquant de bonne heure, d'en obtenir des guérisons assez solides pour motiver le maintien des sujets, sinon dans l'armée active, du moins dans les compagnies sédentaires. RÉTRÉCISSEMENT
DE L'URÈTRE.

2° La *tuméfaction chronique*, *l'endurcissement*, les diverses altérations de la *prostate*, un *calcul*, une *tumeur* dans l'intérieur de la vessie, sont autant de causes rigoureuses d'exclusion, dont le diagnostic résulte du cathétérisme combiné au toucher par le rectum. MALADIES
DE LA PROSTATE,
CALCUL,
TUMEUR VÉSICALE.

3° La *paralysie de la vessie*, qui dépend toujours de la lésion d'un autre organe, et particulièrement de la moelle épinière, savoir : de la commotion de ce cordon nerveux à la suite de coups ou de chute sur la colonne vertébrale, du désordre qu'elle éprouve dans les fractures et PARALYSIE
DE LA VESSIE.

les luxations des vertèbres, de la compression exercée par une collection intra-rachidienne, des effets de la carie de l'épine, enfin d'une altération spontanée de la substance médullaire. Cette affection, facile à reconnaître à ses propres caractères, et surtout à ceux de la maladie principale, n'a de signification que celle qu'elle reçoit de cette maladie même.

Les altérations qui viennent d'être énumérées sont heureusement rares chez les jeunes gens, et même jusqu'à l'âge où les remplaçants et les volontaires peuvent être admis. Elles réclament d'ailleurs des moyens d'investigations d'une certaine difficulté, d'une grande précision, et qu'il est souvent difficile d'employer avec succès devant un conseil de révision. Aussi n'y a-t-on recours que très-exceptionnellement, et lorsque les jeunes gens accusent des infirmités pour la constatation desquelles ils sont indispensables. Quant aux remplaçants et aux enrôlés volontaires, les rétrécissements de l'urètre étant l'affection la plus commune dont ils puissent être atteints, et la constatation résultant de l'observation du jet de l'urine, il conviendrait de faire uriner devant soi, même sans y être provoqué par leurs déclarations, les hommes de cette catégorie. Il conviendrait de repousser ceux qui refuseraient de se soumettre à cette épreuve.

L'incontinence d'urine, infirmité qui réclame incontestablement l'exclusion de tout service, est permanente ou seulement nocturne. Elle doit être réputée *simulée* chaque fois qu'elle ne peut pas s'expliquer par une dilatation anormale et excessive de l'urètre, par la présence d'un calcul dans la vessie, par les traces extérieures d'une blessure ou d'une opération grave, ou qu'elle n'est pas accompagnée d'un état grêle, chétif, débile de la constitution du sujet, qui rendrait seule impropre au service, et l'expliquerait par le défaut d'énergie du système nerveux et des organes destinés à retenir l'urine. Il est, d'ailleurs, facile de se convaincre de cette *simulation* lorsqu'elle s'applique à l'incontinence permanente. Il suffit pour cela de vider d'abord la vessie à l'aide d'une sonde, puis de faire coucher l'individu sur un plan horizontal, et, après avoir essuyé l'extrémité du gland, d'examiner comment le liquide sort du méat urinaire : si l'incontinence est réelle, l'urine tombe goutte à goutte comme elle est sécrétée, sans efforts de la part du sujet, sans aucune contraction musculaire; dans le cas contraire, l'émission de l'urine se fera par un jet sensible, et au moyen d'efforts qu'il sera facile de remarquer. L'incontinence nocturne donne lieu à plus de difficultés, parce que les sujets, prétendant ne pisser au lit que durant leur sommeil, ont réponse à toutes les observations. Il ne reste souvent d'autre moyen que de croire l'affection réelle, et d'employer avec mesure les moyens de traitement douloureux qu'elle réclame, tels que l'application du cautère actuel à la partie postérieure du périnée, le sujet étant placé et maintenu comme pour l'opération de la taille ; l'application de petits moxas, de vésicatoires, etc.

·L'*hématurie* ou *pissement de sang* est un motif d'*exemption* ; elle en est également un de *réforme* lorsque l'art n'a pu détruire les causes diverses qui peuvent l'occasionner. On voit rarement des individus jeunes en être affectés sans que leur santé présente, en même temps, d'autres traces d'une altération plus ou moins profonde, ce qui ôte toute chance de succès à la *simulation*. Lorsque l'hématurie existe au moment de la visite, il suffit d'introduire une sonde dans la vessie afin de la vider complétement, puis de pratiquer, deux heures après, un nouveau cathétérisme, quelques boissons délayantes ayant été administrées, et le sujet étant resté rigoureusement séquestré et surveillé. Dans le cas de réalité de la maladie, la nouvelle urine présentera les mêmes caractères que la première.

Les parties qui appartiennent exclusivement à l'appareil génital, le scrotum, les cordons spermatiques, les testicules, donnent matière aux considérations suivantes :

Le scrotum peut être occupé par diverses affections dites *dartreuses*, qui envahissent les régions environnantes, la face interne et supérieure des cuisses, le périnée, la marge de l'anus : c'est tantôt un *eczéma* humide ou sec, tantôt un *prurigo* chronique ; dans le premier cas, la peau du scrotum présente l'aspect de la dartre squammeuse humide, ou elle est sèche, rugueuse, gercée, fendillée, écailleuse. Dans le second, les parties où siége la maladie se couvrent de taches jaunâtres ; le scrotum s'épaissit et devient rugueux ; il en suinte une perspiration odorante qui rend la peau onctueuse au toucher. Le malade est en proie, par paroxysmes, à une démangeaison qui devient de plus en plus insupportable, cause l'insomnie, le porte irrésistiblement à se gratter avec une telle violence qu'il s'écorche le derme ; enfin, il est souvent en proie à un éréthisme vénérien insurmontable. Cette affection, lorsqu'elle est spontanée, est toujours très-difficile à guérir ; elle ne peut que s'aggraver par le frottement déterminé par la marche et par le contact des vêtements de laine : elle constitue donc, lorsqu'elle est bien avérée, un motif d'*exemption*. On doit surtout se montrer sévère à l'égard des volontaires et des remplaçants qui en présentent les moindres signes, car il serait aisé à ces individus d'entretenir plus tard une maladie qui leur servirait d'expédient pour faire de fréquents et longs séjours dans les hôpitaux, des voyages aux eaux thermales, et en définitive se faire réformer. Il en est de même de l'*eczéma* ; mais, chez les appelés, cette dernière affection ne justifie l'*exemption* que lorsqu'on a acquis la preuve irrécusable qu'elle est ancienne et qu'elle a résisté à divers traitements rationnels.

TYMPANITE DU SCROTUM. Simulation.

L'air ne s'accumule jamais dans le scrotum; lors donc que des sujets se présentent avec cette partie tuméfiée, légère relativement à son volume, distendue, élastique, résonnant sous la percussion, il est certain qu'il y a fraude, et que la *tympanite* est simulée. On peut ordinairement découvrir encore, en la cherchant avec soin, la piqûre par laquelle l'insufflation a été faite.

ANASARQUE OU HYDROCÈLE PAR INFILTRATION. Simulation.

L'*anasarque* du scrotum n'est jamais isolée, et cette circonstance permet de découvrir toujours la fraude, lorsque, ce qui est arrivé quelquefois, des individus se sont fait injecter, par une petite ouverture, de l'eau dans le tissu cellulaire du scrotum. L'anasarque réelle fait exempter le sujet, non par elle même, mais par les affections dont elle est la conséquence.

CIRSOCÈLE.

La *cirsocèle*, tumeur formée par la distension des veines spermatiques dans l'étendue qu'elles parcourent depuis l'orifice externe du canal inguinal jusqu'à l'épididyme, ne constitue un cas d'*exemption* qu'autant que, par son volume, elle apporte une gêne prononcée dans la marche ou dans l'exercice des autres mouvements; mais chez les volontaires et les remplaçants, qui ne peuvent la *dissimuler* complétement lorsqu'ils sont debout, toute trace de cette infirmité doit entraîner le *rejet*. Sous le drapeau, au contraire, tel homme qu'une *cirsocèle* empêche de supporter les fatigues du service actif peut encore être utilement conservé parmi les vétérans. La chirurgie possède d'ailleurs des opérations à l'aide desquelles il est possible, en beaucoup de cas, d'obtenir la guérison de la maladie, lorsqu'elle est simple, et que la tumeur n'a pas un volume excessif.

VARICOCÈLE.

On confond souvent, par la dénomination, la *cirsocèle* avec la *varicocèle*, qui n'est que la dilatation des veines du scrotum. Ces vaisseaux sont rarement assez distendus pour être gênants et pour entraîner l'inaptitude au service militaire, à moins que cet état ne soit la conséquence d'une affection du testicule ou du cordon spermatique. Lorsque cela a lieu, c'est cette dernière affection qui doit occuper l'attention et motiver la décision.

HYDROCÈLE.

L'*hydrocèle* du cordon spermatique, celle de la tunique vaginale, sont des motifs d'*exemption*, mais non de *réforme*, la guérison radicale pouvant en être obtenue par les secours de la chirurgie. Il est impossible, bien qu'on ait tenté de le faire par divers artifices, de *simuler* avec quelque chance de succès l'une ou l'autre de ces infirmités.

ABSENCE OU ALTÉRATION GRAVE DES TESTICULES.

L'influence que l'élaboration de la liqueur séminale exerce sur la constitution des individus, sur leur énergie physique et morale, donne une

grande importance, dans le choix des hommes de guerre, à l'état des organes chargés de cette fonction. Chez les Romains, l'absence ou l'altération grave des testicules était un cas rédhibitoire dans l'achat des es-
claves; à plus forte raison cette infirmité doit-elle exclure du noble métier
des armes. Ainsi la *perte*, l'*atrophie des testicules*, la *dégénérescence* de l'un
d'eux, sont des motifs d'incapacité.

L'*absence des testicules* du scrotum n'est pas toujours une preuve de
la privation réelle de ces glandes ; elles peuvent être remontées momentanément contre l'anneau inguinal par suite d'une rétraction que quelques
individus ont la faculté d'opérer à volonté. On doit croire à la rétention
des testicules dans le ventre, et par conséquent à l'aptitude du sujet, quand
il présente, d'ailleurs, tous les autres signes de la virilité et qu'aucun
témoignage authentique ni aucune trace matérielle ne donnent à penser
que ces organes aient été enlevés par une opération chirurgicale ou dé-
truits par blessure. Cependant on doit conclure à l'inhabilité quand, en
explorant le canal inguinal, comme on l'a indiqué en parlant des hernies,
on sent l'un des testicules engagé dans l'anneau. La gêne qu'il occasionne
pendant la marche à cause des froissements douloureux qu'il éprouve,
le danger des hernies auxquelles il expose, soit que, dans sa descente ul-
térieure, il entraîne avec lui quelque viscère abdominal, soit que, même
en restant engagé, il permette et favorise l'introduction de portions
viscérales dans le canal ouvert de la tunique vaginale, tels sont les motifs
de ce jugement.

TESTICULE
DANS L'ANNEAU
INGUINAL.

MALADIES DES MEMBRES.

Il serait inutile de s'appesantir sur la nécessité, pour les soldats, de
réunir à la vigueur la libre et entière mobilité des membres; mais il est
indispensable de rappeler que l'usage des mains dans le maniement
des armes exige des conditions spéciales et absolues que le médecin
expert doit avoir présentes à l'esprit.

C'est particulièrement aux endroits où les membres s'attachent au
tronc, et sont en contact permanent avec lui, que la transpiration cutanée s'exhale avec le plus de continuité et d'abondance; là se trouvent les
principaux foyers de l'odeur qu'elle répand : or, cette odeur peut présenter habituellement une telle *fétidité*, qu'il en résulte une cause incon-
testable de refus. Mais on conçoit quelle prudente réserve il faut mettre
dans ce jugement : en effet, il est des individus chez lesquels la *puanteur de la transpiration* ne paraît que lorsqu'ils se livrent à l'exercice; ils
peuvent donc aisément *dissimuler* cette infirmité, ou, s'ils la déclarent,
il est difficile d'en reconnaître immédiatement la réalité; d'un autre
côté, il est assez facile de *simuler* cette dégoûtante incommodité, bien

TRANSPIRATION
FÉTIDE.

que, lorsqu'elle est réelle, elle présente toujours dans l'odeur un caractère *sui generis* qui permet aux hommes exercés de la reconnaître. On
ne devrait donc l'admettre comme motif d'*exemption* qu'autant qu'elle
serait attestée par des témoignages authentiques, ou qu'elle persisterait
avec une grande intensité après qu'on aurait soumis l'individu à des
lotions savonneuses : encore faut-il retenir qu'elle dépend quelquefois
de la profession, ainsi qu'on l'a constaté chez les palefreniers, et qu'elle
est, par conséquent, susceptible de se dissiper par un changement de position, tel que le passage à la vie militaire et l'observation des soins
de propreté auxquels les soldats sont astreints.

Les téguments des membres sont le siége le plus fréquent des affections dites *dartreuses* et des *ulcères* de mauvaise nature.

Les premières, dont les caractères sont très-variables, comportent
l'*exemption* lorsque leur ancienneté et leur opiniâtreté sont dûment
constatées, et qu'elles coexistent avec un état cachectique prononcé. Chez
les hommes sous les drapeaux, elles doivent être traitées par tous les
moyens que le Gouvernement met libéralement à la disposition des
officiers de santé, et ne motivent la *réforme* que lorsqu'elles se sont
montrées incurables.

Les *ulcères chroniques* existent surtout aux jambes ; c'est là aussi
qu'on les *simule,* en produisant des *ulcérations artificielles,* qui peuvent
elles-mêmes s'aggraver, devenir rebelles et revêtir, par *provocation,* les
caractères de la chronicité, qui exigent l'exclusion du service. Parvenus
à cet état, il est parfois impossible, médicalement parlant, de distinguer
les ulcères d'origine artificielle des ulcères spontanés ; mais cette impu-
nité devant la loi est presque toujours cruellement compensée par les
suites funestes qu'amènent ces manœuvres. Lorsque les ulcères factices
n'ont pas encore très-profondément altéré les tissus, on peut les reconnaître à l'aide des signes différentiels suivants : dans les vieux
ulcères, l'épiderme est glabre, luisant et violet, sa couleur se fond peu
à peu dans celle de la peau saine, au lieu que dans ceux qui sont le
résultat de l'application répétée d'agents irritants, elle est circonscrite
et bornée par un cercle bien distinct. Si le sujet a une bonne carnation,
de l'embonpoint, l'œil vif, les dents saines, point de glandes ni de ganglions lymphatiques engorgés au cou, et que les bords de l'ulcère soient
ronds, bruns, le fond ardent, violet, les environs enflammés avec des
taches ou des ampoules, on devra soupçonner de la supercherie ; car les
hommes réellement attaqués de ces ulcères rebelles sont ordinairement
cachectiques, leur peau est sèche, écailleuse, la jambe malade est presque
toujours atrophiée. Chez les militaires, on pourra plus facilement découvrir la ruse par une surveillance attentive, et par le soin d'appliquer un
bandage que le malade ne puisse enlever.

Les *cicatrices* adhérentes aux muscles, aux tendons, aux os, les brides inodulaires, mettent dans l'impossibilité de servir, *lorsqu'elles gênent l'exécution des mouvements.* CICATRICES ADHÉRENTES.

Les *anévrismes,* tumeurs formées par le sang artériel, et qui consistent, soit dans la dilatation des parois d'une artère, soit dans un épanchement circonscrit au voisinage d'une artère ouverte, soit enfin dans le passage du sang d'une artère dans une veine, motivent toujours l'*exemption.* Mais, chez les hommes admis dans les cadres, on doit préalablement opposer à cette maladie les ressources de la chirurgie, ce qui n'écarte point la question de réforme, même après la guérison. Loin de là, les *anévrismes* spontanés, par exemple, guéris ou non, justifient toujours une demande de *réforme,* parce qu'ils accusent une prédisposition organique à laquelle les circonstances de la vie militaire peuvent de nouveau fournir les occasions de se réaliser. La guérison des anévrismes traumatiques ne s'obtenant que par l'oblitération de l'artère, il en résulte une infirmité secondaire qui, suivant le calibre du vaisseau annihilé et l'état consécutif du membre, peut permettre encore de servir dans l'armée active, ou dans les compagnies de vétérans, ou rendre pour toujours impropre à tout service. Ces distinctions s'appliquent également à la ligature d'une artère blessée sans qu'il y ait eu anévrisme. ANÉVRISMES.

Les *varices,* tumeurs flexueuses, noueuses et violacées formées par la distension permanente et l'élongation des veines, peuvent être considérées comme exclusivement propres aux extrémités inférieures, tant il est rare qu'on les rencontre sur les membres thoraciques. Leur existence chez des jeunes gens, lorsqu'on ne peut l'expliquer par aucune cause locale ou aucune influence professionnelle, porte naturellement à les attribuer à un obstacle opposé au cours du sang, soit par la compression exercée par une tumeur voisine de quelque tronc veineux, soit par une lésion des organes centraux de la circulation ou de la respiration. C'est donc dans ce sens que les recherches doivent être faites; et lorsque la présence des varices s'ajoute à d'autres signes, même douteux, de quelqu'une des affections précitées, elles doivent faire pencher la décision vers l'*exemption.* Hors ce cas, et chez les sujets d'ailleurs bien constitués, elles ne doivent entraîner cette conséquence que lorsqu'elles sont très-multipliées et volumineuses, si ce n'est toutefois chez les volontaires et les remplaçants, à l'égard desquels on est d'autant plus autorisé à se montrer sévère qu'ils peuvent, par certaines précautions et des manœuvres connues, sinon les *dissimuler,* du moins en diminuer momentanément le volume. En ce qui concerne les sujets présents sous les drapeaux, on ne doit pas perdre de vue que des varices, qui pourraient être gênantes lorsqu'on est obligé à des marches longues et rapides, VARICES.

ne s'opposent point au service régulier et sédentaire des compagnies de vétérans, à moins qu'elles ne soient compliquées d'ulcères.

NÉVRALGIES.

Les *névralgies* habituelles, telles que la *sciatique*, les *douleurs rhumatismales chroniques*, qui apportent un empêchement réel à l'exercice de la profession militaire, sont trop faciles à *simuler* pour qu'on n'ait pas souvent recours à cette allégation, bien que les jeunes gens y soient moins sujets que les personnes d'un âge avancé. Lorsque les douleurs sont très-intenses et qu'elles durent depuis longtemps, elles produisent toujours un amaigrissement, une diminution notable dans la force des membres, dont les muscles, diminués de volume, sont amollis, et dont la forme a quelquefois éprouvé de l'altération. Lorsqu'aucun signe apparent ne décèle leur présence, le médecin pourra tirer quelques inductions de la connaissance de la profession du réclamant et du climat qu'il habite. On sait que les enfants de la campagne sont plus sujets à ces affections que ceux de la ville, et qu'il est des genres d'habitation où elles se contractent plus facilement. En réunissant ces diverses données, en les combinant et les comparant, le médecin parviendra presque toujours à distinguer la maladie réelle de celle qui est simulée. Lorsqu'il ne peut établir ce diagnostic, il doit en faire sincèrement l'aveu et se référer à la sagesse du conseil, qui peut invoquer la notoriété publique. Lorsqu'il s'agit de militaires en activité, on trouve un puissant auxiliaire dans les médications énergiques que réclame cette affection lorsqu'elle existe réellement, et qui, en cas d'imposture, finissent par lasser ou intimider le simulateur. Cependant, l'expérience force de convenir qu'il est un grand nombre d'hommes que les traitements les plus longs et les plus douloureux ne sauraient rebuter. Il est donc permis de pencher vers la rigueur plutôt que vers une indulgence qui pourrait rendre l'exemple contagieux; mais cette sévérité doit scrupuleusement s'arrêter au premier indice d'altération réelle de la santé.

PARALYSIE.
Simulation.

La *paralysie,* non moins facile à *simuler,* peut être bornée à un membre, à quelques muscles, ou s'étendre à une plus ou moins grande partie du corps, comme dans l'*hémiplégie* ou paralysie de l'une des deux moitiés latérales du corps et la *paraplégie* ou paralysie des deux membres inférieurs. Lorsque cette affection frappe un membre entier, à plus forte raison dans l'*hémiplégie* ou la *paraplégie*, il y a toujours commencement d'atrophie ou au moins mollesse et flaccidité remarquables des chairs, décoloration de la peau, relâchement des articulations, altération plus ou moins prononcée de la sensibilité. Il y a en outre, suivant l'étendue de la paralysie, une certaine habitude générale ou partielle que le simulateur ne saurait contrefaire, et à laquelle un praticien ne peut se méprendre. Ce caractère est surtout manifeste dans l'*hémiplégie* et la *paraplégie ,* symptômes d'une affection grave de l'encéphale ou de la moelle épinière.

Sous l'influence des émanations du plomb, et par conséquent dans les professions où l'on manipule ce métal, on est exposé à une *paralysie* qui se développe dans les différents muscles du tronc et des membres, avec ce caractère particulier qu'un certain nombre de muscles seulement est affecté, d'où il résulte que les membres peuvent encore exécuter quelques mouvements. Mais si la paralysie est incomplète dans un membre entier, elle est toujours complète dans les muscles qui en sont affectés : ce sont le plus souvent les extenseurs. Les membres conservent alors une direction demi-fléchie ; dans la paralysie des muscles de la main, par exemple, cette partie reste pliée sur l'avant-bras, et il est impossible aux malades de la redresser autrement qu'avec le secours de l'autre main ou en l'appuyant contre un corps solide. Il sera toujours facile, pour s'éclairer, d'obtenir des renseignements sur la profession des réclamants, et de s'assurer s'ils ont été atteints de *colique saturnine,* laquelle presque toujours précède la paralysie dont il s'agit. D'ailleurs, l'état général des sujets ne peut laisser aucun doute ; les modifications imprimées par la maladie dans la nutrition, et l'aspect des parties, achèvent de former la conviction.

Le diagnostic est beaucoup plus incertain quand la *paralysie partielle* est imputée à une cause externe. Il faut, dans ce cas, explorer le membre avec le plus grand soin, et si l'on y rencontre une cicatrice, quelque petite qu'elle soit, examiner si la blessure dont elle résulte ne peut pas avoir atteint un nerf, et donner ainsi la raison anatomique de la paralysie ; à cet effet, on interrogera le sujet pour découvrir la filiation qui peut exister entre l'un et l'autre de ces deux accidents. S'il s'agit d'un militaire, on doit prendre auprès de ses chefs directs des renseignements sur son caractère et sa moralité. Enfin, il ne faut jamais oublier que toute paralysie traumatique, aussi bien que de cause interne ou spontanée, entraîne, lorsqu'elle se prolonge, les changements indiqués dans la nutrition des parties qu'elle atteint, et que l'absence de ces changements est toujours une forte présomption, si ce n'est une preuve, de *simulation.*

Les émanations de plomb, ainsi que celles de mercure, donnent quelquefois lieu, chez ceux qui y sont exposés par profession, à un *tremblement* partiel ou général qui dénote toujours une altération du système nerveux, et qui rend impropre au service militaire. On conçoit la tendance que certains individus ont à *simuler* cette affection ; mais c'est rarement avec succès. Ce tremblement, qui participe de l'état convulsif, a des caractères spéciaux : les contractions musculaires qui le

constituent se font avec une grande vivacité, mais non en un seul temps ;
le malade, par exemple, lorsqu'il veut plier le bras, ne peut y parvenir
en une seule fois ; il y a deux ou trois petites saccades rapides qui en-
travent la flexion et produisent le tremblement : ces phénomènes ne
peuvent jamais être tellement bien imités qu'ils trompent le médecin
qui a observé la maladie réelle. On pourra d'ailleurs, comme dans tous
les cas analogues, recourir à un interrogatoire varié, qui, s'il est bien
dirigé, ne manquera pas de faire ressortir la vérité.

CONTRACTURE.
Simulation.

La *contracture*, ou rigidité et raccourcissement de certains muscles,
avec diminution ou perte de leur extensibilité normale, détermine
tantôt la flexion et plus rarement l'extension permanente d'une partie
d'un membre, et constitue toujours une cause d'exclusion du service
militaire. Comme celle du cou ou de la colonne vertébrale, dont il a
déjà été parlé, la contracture des membres est souvent feinte, ce que
l'on est fondé à soupçonner quand elle est déclarée ancienne, et que
cependant le membre n'est point amaigri. Il est des hommes qui,
pendant un temps fort long, tiennent l'avant-bras et la jambe dans une
demi-flexion continuelle et réussissent à faire maigrir leurs membres ;
quelques-uns même s'habituent à porter un talon très-élevé, afin de
forcer le genou à rester plié pendant la marche ; d'autres, et c'est le
cas le plus fréquent, condamnent le pouce et l'indicateur d'une main à
un repos absolu dans l'état de flexion, ou serrent la main entière avec
une bande pour amincir et tenir les doigts recourbés ; ils laissent la
sueur et la malpropreté s'amasser sous ceux-ci, afin d'en rendre la courbure plus probable, et quelquefois même ils se font une brûlure sur le
trajet des tendons des muscles fléchisseurs pour rendre la rétraction
tout à fait vraisemblable. Toutes ces ruses ne peuvent manquer d'échouer
devant l'examinateur éclairé par l'expérience, parce que les phénomènes de la nature ne sont jamais parfaitement imités par l'artifice.
Dans chacun des cas indiqués, la suspicion doit être éveillée, non pas
à proprement parler quand les muscles sont durs et tendus, comme
on l'a dit, mais quand la portion charnue présente, en même temps
que de la dureté, le renflement qui accompagne toute contraction, et
qu'on sent dans son épaisseur les tressaillements continuels qui tra-
hissent l'incessante répétition des efforts contractiles, résistant à l'action
exercée pour donner à la partie une autre direction. Pour rendre le
stratagème évident, ou en faire cesser les effets, il faut lutter de ruse
avec le simulateur, distraire fortement son attention et en même temps
chercher à surprendre, à vaincre inopinément la résistance. D'autres fois,
on donnera le change à sa crédulité, en paraissant soi-même ajouter une
foi entière à ses assertions, et on l'amènera à des actes qui leur sont con-

tradictoires. Enfin, il est un expédient plus direct et plus puissant : il consiste à appliquer sur le membre, avec une bande de toile de lin ou de chanvre neuve, un bandage roulé et bien serré, que l'on mouille ensuite, afin de rendre la compression plus énergique : les muscles, ne pouvant plus se contracter sous cette étreinte uniforme, cessent bientôt de s'opposer aux mouvements.

Les os des membres et les articulations présentent aussi un grand nombre d'altérations, que l'on peut ranger dans les catégories suivantes : 1° celles qui, constamment ou presque toujours irremédiables, commandent l'exclusion absolue; 2° celles qui, variables dans leurs degrés, et plus ou moins susceptibles de guérison ou d'amélioration, sont des motifs certains d'*exemption*, mais ne donnent lieu à la réforme que sous la condition d'incurabilité; 3° enfin les dernières, qui ne fournissent que des motifs également conditionnels et d'*exemption* et de *réforme*.

Dans le premier genre se rangent les *courbures défectueuses* et très-prononcées des os longs, les *dépressions profondes*, les *inégalités*, les *déviations*, le *raccourcissement*, les *fausses articulations* provenant de fractures simples ou compliquées, ou reconnaissant pour cause les distensions articulaires, les entorses violentes et les luxations anciennes, le *relâchement des capsules et des ligaments articulaires*, avec mobilité extraordinaire et luxations fréquentes, volontaires ou involontaires, l'*ankylose*, ou immobilité complète ou presque complète d'une articulation importante, le *spina-ventosa* et l'*ostéo sarcome*.

L'*ankylose incomplète*, c'est-à-dire celle dans laquelle les surfaces articulaires jouissent encore d'un certain degré de mobilité, est aussi une des infirmités que les jeunes gens croient pouvoir le plus souvent *simuler*. Lorsqu'elle est véritable, on découvre presque toujours dans la forme de la jointure qui en est le siége quelques traces des inflammations, plaies ou fractures qui l'ont occasionnée, et qui manquent généralement chez les simulateurs. Cependant les militaires profitent quelquefois d'une blessure reçue dans les environs d'une articulation pour *prétexter* une *ankylose* consécutive. Constamment, dans l'ankylose réelle, les mouvements, libres jusqu'aux limites permises par la lésion, cessent alors brusquement, comme arrêtés par un obstacle inerte et dur, sans que l'action musculaire intervienne en aucune sorte; souvent, en approchant l'oreille de ce point, on entend un choc caractéristique. Ces mouvements, en outre, ne sont pas douloureux, et leur étendue ne varie jamais. Dans les cas de *simulation*, au contraire, les sujets accusent ordinairement une douleur vive lorsqu'on fait mouvoir l'articulation qu'ils prétendent malade; ils roidissent le membre dont le mouvement s'arrête sous des angles inégaux, graduellement et par la contraction des muscles, ce

LÉSIONS DES OS
ET
DES ARTICULATIONS.

1° COURBES
DÉFECTUEUSES,
DÉPRESSIONS
PROFONDES,
INÉGALITÉ,
DÉVIATION
ET
RACCOURCISSEMENT
DE MEMBRES,
FAUSSES
ARTICULATIONS,
ENTORSES,
LUXATIONS ANCIENNES,
ETC.

Simulation
de l'ankylose.

qu'on reconnaît à la dureté de ces organes et à la tension des tendons : ces remarques ne laissent guère de doute sur la *simulation*. Pour la mettre entièrement en évidence, il faut, feignant de croire aux allégations du réclamant, fléchir et étendre alternativement et assez vite le membre dans les limites avouées, puis, pendant que l'on distrait avec force son attention, agrandir successivement ces mouvements, et tout à coup compléter l'extension à l'aide d'une impulsion brusque. Enfin ce sera le cas encore de recourir au bandage compressif précédemment décrit à l'occasion de la contracture.

2° ENGORGEMENTS CHRONIQUES, TUMEURS BLANCHES, HYDARTHOSES, FISTULES OSSEUSES OU ARTICULAIRES, NÉCROSE, CARIE.

Les infirmités de la seconde catégorie sont : 1° les *engorgements chroniques*, les *tumeurs blanches* et les *hydropisies des articulations*; 2° les *fistules* pénétrant dans les cavités osseuses, dans l'épaisseur des os, dans les articulations; 3° la *nécrose* et la *carie*; 4° les *corps mobiles* développés dans l'intérieur des articulations.

Il n'est pas nécessaire de décrire ces maladies, dont les caractères sont généralement faciles à reconnaître ; l'altération qui les accompagne presque toutes suffit, d'ailleurs, pour motiver l'*exemption*. Quant à la *réforme*, elle n'est indiquée, comme on l'a dit ci-dessus, que conditionnellement, c'est-à-dire après que les ressources thérapeutiques ont été épuisées. Cependant il est une de ces affections qui exige quelques éclaircissements.

CORPS MOBILES DANS LES ARTICULATIONS.

Il se forme quelquefois dans l'intérieur des capsules articulaires des corps durs, arrondis ou aplatis, le plus souvent cartilagineux, qui occasionnent plus ou moins de douleur dans les articulations où ils existent, et apportent une grande difficulté à la liberté des mouvements. Ces corps, détachés et mobiles, peuvent se produire dans toutes les articulations mobiles; mais c'est dans le genou qu'on les trouve le plus fréquemment, et qu'ils déterminent les accidents qui rendent l'exemption nécessaire; car, bien qu'en général cette affection ne compromette pas immédiatement la vie, comme elle occasionne cependant des douleurs vives et subites, que souvent elle empêche de marcher, et que jamais elle ne peut être guérie que par une opération qui n'a que trop souvent des suites funestes, on ne peut hésiter à la considérer comme une cause d'invalidité. Chez les militaires, on doit, avec toutes les précautions requises, procéder à l'extraction de ces corps, et se comporter ensuite, quant à la réforme, suivant l'état consécutif de l'articulation. Il est, toutefois, important de savoir que plus ils sont gros, et moins ces corps étrangers incommodent ceux qui les portent : ainsi l'on a vu un soldat en avoir un presque aussi large que la rotule, et n'en éprouver qu'une légère incommodité, parce que le disque était trop volumineux pour s'interposer entre les surfaces articulaires. Dans ce cas, on aurait à apprécier si cette infirmité peut se concilier avec le service des vétérans. La mobilité de ces corps est le caractère qui les fait reconnaître.

Enfin, les infirmités de la troisième catégorie, c'est-à-dire celles qui n'impliquent que conditionnellement la nécessité de l'exemption et de la réforme, sont : 1° l'*état cagneux* des membres; 2° leur *longueur inégale* par suite d'une disposition congéniale; 3° les *périostoses* et les *exostoses*.

L'*état cagneux* des bras n'est pas rare; l'avant-bras, au lieu de continuer, dans son articulation avec le bras, la ligne presque droite que le membre entier doit présenter, forme un angle plus prononcé, ouvert en dehors. Il peut résulter de cette anomalie, suivant le degré de la difformité, l'impossibilité d'exécuter avec régularité et précision certains temps du maniement des armes; mais cette appréciation appartient plutôt aux juges militaires qu'au médecin, qui doit plus particulièrement s'attacher à constater la réalité de l'infirmité. Il en est de même des jambes cagneuses ou bancales, qui peuvent également rendre impropre au service militaire, parce qu'elles s'opposent à la jonction des talons et qu'elles déterminent dans la marche une gêne, un balancement, une irrégularité qui va quelquefois jusqu'à la claudication, lorsque la difformité n'existe qu'à une seule jambe.

L'*inégalité congéniale* des membres portée à un certain degré est fort rare; elle peut être bornée aux membres supérieurs ou inférieurs, ou s'étendre à la fois aux uns et aux autres : on a vu, par exemple, toutes les parties d'un côté plus longues et plus grosses que celles du côté opposé, celles-ci présentant d'ailleurs un développement suffisant pour constituer un homme fort et robuste. Il peut résulter d'une pareille anomalie incapacité de servir, d'une part, parce que le maniement des armes ne pourrait s'exécuter que d'une manière irrégulière avec des membres thoraciques inégaux eux-mêmes en force et en longueur; de l'autre, parce qu'il s'ensuit nécessairement une claudication, avec déviation du rachis, et tous les inconvénients qui y sont attachés.

Cependant l'inégalité de longueur des bras, lorsqu'elle est, comme dans le cas dont il s'agit, indépendante de tout autre vice de conformation et de toute altération morbide, ne peut devenir cause d'*exemption* que lorsqu'elle doit entraîner, relativement au maniement des armes, des inconvénients dont l'appréciation appartient, comme dans le cas précédent, aux juges militaires plus qu'au médecin. Celui-ci doit se borner à constater, d'après les données anatomiques, l'inégalité de longueur; à cet effet, il mesure chaque membre appliqué le long du corps et dans l'extension complète, depuis la pointe de l'acromion jusqu'à l'extrémité du doigt médian.

Ce n'est aussi que par une mensuration exacte que l'on peut s'assurer de l'*inégalité* de longueur des membres pelviens, et par conséquent de la réalité de la claudication attribuée à cette cause : dans ce but, on fait coucher le sujet horizontalement sur le dos et l'on mesure comparativement, des deux côtés, l'espace compris entre la partie la plus saillante de la crête iliaque et la malléole externe, en faisant passer exactement le ruban au devant du grand trochanter.

Périostoses, exostoses.

Les *périostoses* et les *exostoses* anciennes et accidentelles, d'origine traumatique, ne sont incompatibles avec le service militaire que lorsqu'elles sont placées de manière à déterminer une compression douloureuse pendant le coucher sur le lit de camp, à gêner le mouvement des membres. Lorsque ces affections sont liées à une cachexie syphilitique, elles occupent presque toujours des lieux d'élection qui empêchent de les confondre avec les premières, et doivent motiver *l'exemption*. En effet, on doit considérer la syphilis constitutionnelle, caractérisée par des pustules, condylômes, rhagades, exostoses, etc., comme emportant l'incapacité de servir.

LÉSIONS DES MAINS ET DES PIEDS.

Les mains et les pieds peuvent offrir des infirmités qui demandent une attention spéciale, les unes sous le rapport de l'aptitude au maniement des armes, les autres sous le point de vue de la station et de la marche.

Doigts ou orteils surnuméraires.

Ainsi, quelques individus apportent en naissant un nombre de doigts qui excède les conditions normales. Cette difformité présente deux variétés qu'il importe de ne pas confondre : tantôt elle consiste en un appendice attaché sur le côté du premier ou du dernier os métacarpien ou métatarsien, ne présentant que les rudiments des phalanges et n'étant susceptible d'aucun mouvement régulier, parce que les muscles n'y envoient pas de tendons; tantôt, au contraire, le doigt ou l'orteil *surnuméraire* a une organisation complète, c'est-à-dire qu'il a un os métacarpien ou métatarsien particulier, avec lequel il s'articule, et des muscles qui le meuvent. Les *doigts surnuméraires* du premier genre sont incommodes et doivent, sous ce rapport, motiver l'*exemption*; il peut n'en être pas ainsi de ceux du second genre, lorsque, très-manifestement, sans nuire à la liberté des mouvements de la main, ils ajoutent à sa force. La même règle est applicable aux orteils, c'est-à-dire que le sujet visité pourra être admis, si l'orteil surnuméraire, présentant la même organisation que les autres orteils, loin d'être nuisible, peut ajouter à la solidité de la station et de la marche.

Doigts ou orteils palmés.

D'autres fois, les doigts et les orteils sont réunis par un prolongement de la peau qui, de leur racine, s'étend plus ou moins loin vers leur extrémité, ce que l'on désigne en leur donnant l'épithète de *palmés*. Lorsque la membrane anormale s'observe à tous les doigts d'une main, *l'exemption* s'ensuivra, lors même qu'elle ne s'étend que jusqu'à la première articulation phalangienne. Deux doigts seulement, réunis d'un bout à l'autre, sont également dans le cas de motiver l'*exemption*, tandis que, réunis dans un espace de 25 à 30 millimètres, le service n'aurait à en souffrir que si la jonction était entre le pouce et l'index, ou entre celui-ci et le médius. Quant aux orteils, il faudrait qu'ils fussent, depuis leur insertion jusqu'à leur extrémité, réunis par la membrane en une seule masse pour interdire l'entrée au service.

Les *mutilations des doigts et des orteils* rendent impropre au service militaire, quand elles consistent dans la perte totale d'un pouce, d'un gros orteil, d'un doigt indicateur ou de deux autres doigts ou orteils de l'une ou l'autre main, de l'un ou l'autre pied; dans la perte partielle du pouce ou du doigt indicateur de la main droite; dans la perte simultanée de la deuxième et de la dernière phalange d'un doigt de l'une ou de l'autre main, ou de toutes les dernières phalanges d'une main ou d'un pied.

C'est surtout à l'occasion de ces mutilations que s'élève la question préjudicielle de *provocation*, question dont on a déjà signalé la gravité. Il n'est que trop vrai qu'avant ou après l'admission sous les drapeaux, quelques individus portent la répugnance pour la profession militaire jusqu'au point de se mutiler volontairement, soit à l'aide d'un instrument tranchant, soit au moyen d'une arme à feu. On conçoit aisément combien est difficile la position du médecin consulté à ce sujet, et à quel degré de certitude sa conviction doit être portée avant qu'il émette une opinion à la charge de l'inculpé. L'examen, fait avec la plus scrupuleuse attention, doit porter, 1° sur le caractère des blessures et les infirmités qui en résultent; 2° sur les causes qui ont pu produire ces blessures et sur la manière d'agir de ces causes; 3° sur les circonstances qui ont accompagné ou précédé les blessures, et sur le rapprochement de la manière dont elles ont été faites, au dire du blessé, avec la direction et la forme de la plaie ou de la cicatrice. En général, cette question ne peut être résolue que lorsque la mutilation est encore récente.

La charpente osseuse du pied est conformée, chez le plus grand nombre des individus, de manière à présenter, à son côté interne, une voûte dont la cavité regarde le sol, et dont la convexité forme le dos du pied. Il en résulte que, pendant la station et la marche, la partie de la plante du pied qui répond au sommet de la voûte ne touche point le sol. On donne le nom générique de *pieds plats* à ceux qui ne présentent pas cette disposition. Ici une distinction très-importante doit être faite : tantôt il n'y a qu'aplatissement, tantôt il y a en même temps aplatissement et *déviation* du pied. Les pieds simplement plats ne gênent pas la marche et ne doivent pas constituer un cas d'*exemption* du service militaire ; les pieds plats et déviés sont toujours au contraire incompatibles avec ce service. Si, se contentant d'examiner la plante du pied, l'on n'y reconnaît point de concavité, si toute la surface en est calleuse, souillée par la poussière qui s'y est attachée pendant la pression sur le sol, on déclare que l'individu est impropre au service militaire, et l'on risque beaucoup de tomber dans l'erreur. Cette fausse appréciation est fondée sur l'opinion que la difficulté de la progression, dans la circonstance dont il s'agit, provient de la compression des nerfs et des autres parties molles qui se trouvent dans cette région. L'expérience contredit cette assertion. Beaucoup d'habitants de la campagne, et plus particulièrement les montagnards, ont la plante des pieds plane, sans aucune excavation, pressant le sol sur toute sa surface, et cependant ces hommes sont en général les meilleurs marcheurs ; chez eux l'épiderme, uniformément épaissi, protége également et suffisamment toutes les parties qu'il recouvre, de même que la paume de la main, naturellement si délicate lorsqu'elle n'est point habituée au contact des corps durs, devient cependant calleuse et peu sensible dans les professions où ce contact est fréquent. Le *pied plat et dévié*, celui qui rend impropre à être soldat, consiste non-seulement dans l'effacement de la concavité inférieure du pied, et dans l'aplatissement de sa face supérieure, mais encore dans son inclinaison anormale ; la cheville ou malléole interne descend alors très-bas, fait saillie ; l'astragale est inclinée en dedans, et l'axe de la jambe ne tombe pas exactement sur le centre du pied. Il s'ensuit que le côté interne de chaque articulation des jambes avec les pieds est proéminent ; les chevilles ou malléoles correspondantes sont exposées à s'entre-heurter douloureusement dans la marche ou à être meurtries sur un terrain inégal ; les ligaments latéraux de la même région sont allongés, affaiblis, et durant les marches soutenues, cette partie tiraillée souffre, s'irrite et s'engorge. Aucun de ces accidents n'arrive dans les cas où, bien que la surface inférieure des pieds soit plane, la ligne osseuse formée par les jambes et le pied offre sa rectitude normale : la forme du pied provient souvent alors de ce que la courbure est remplie par les muscles sous-tendus à la face plantaire, lesquels, par suite de l'exercice auquel ils sont accoutumés, ont pris un accroissement semblable à celui qu'acquièrent dans les mêmes conditions les muscles du mollet, ce qui, loin d'indiquer un obstacle à la marche, prouve au contraire l'énergie de la puissance locomotrice.

Direction vicieuse des orteils, chevauchement.

La *direction* naturelle des orteils peut être changée de diverses manières et par différentes causes. L'un d'eux peut avoir quitté sa place et sa direction normale pour se porter en haut et latéralement, de manière à croiser à angle aigu celui qui est placé à l'un de ses côtés. Pour peu que la déviation soit ancienne, les surfaces articulaires elles-mêmes ont changé de direction et la guérison est à peu près impossible. Ce *chevauchement* d'un ou de plusieurs orteils gêne plus ou moins la progression et peut, à ce titre, nécessiter l'*exemption*. Quelques jeunes gens le provoquent : on reconnaît la fraude en s'assurant si, à la pulpe de l'orteil déplacé, répond, sur le dos de l'autre, une cavité destinée à la loger.

Dans un autre cas, la première phalange de l'un des orteils, et c'est ordinairement celle du troisième, se redresse peu à peu de manière à former avec l'os du métatarse qui la soutient un angle obtus qui se rapproche plus ou moins de l'angle droit; en même temps la deuxième et la troisième s'inclinent dans une flexion de plus en plus marquée : de sorte que l'extrémité de l'orteil, dirigée en bas, appuie sur le sol dans la station et la progression. L'orteil se trouve ainsi comprimé entre l'empeigne du soulier, qui agit sur l'angle aigu formé par la réunion de la première phalange avec la seconde, et la semelle, qui soutient le bout de l'orteil. La pression que ces parties éprouvent cause une douleur plus ou moins vive; la peau s'enflamme, rougit, souvent même s'ulcère sur l'angle saillant; la progression devient pénible; les personnes chez lesquelles cette difformité est très-prononcée sont tout à fait incapables de soutenir une longue marche, surtout lorsque la troisième phalange se fléchit sur la seconde à un tel degré que l'orteil, au lieu d'appuyer sur son extrémité charnue (*orteil en marteau*), porte sur l'ongle même, ce qui s'appelle *marcher sur l'ongle*.

Orteil en marteau.

Marcher sur l'ongle.

Enfin le gros orteil, et particulièrement son bord externe, est quelquefois le siége d'une lésion connue sous les noms d'*ongle incarné*, d'*ongle entré dans les chairs* : l'ongle, accru d'une manière vicieuse ou pressé par les parties molles latérales serrées elles-mêmes dans une chaussure trop étroite, s'engage dans la rainure qui reçoit son bord latéral; il irrite les parties qui la forment, les ulcère, et y occasionne le développement de chairs mollasses, fongueuses, très-sensibles; des douleurs lancinantes, toujours exaspérées par la marche, accompagnent cette maladie, qui ne peut être guérie que par une opération plus ou moins douloureuse elle-même. C'est, par conséquent, un cas d'*exemption*; ce n'est pas ou ce ne peut être que très-rarement un cas de *réforme*.

Ongle incarné.

Quelques-unes des infirmités des membres pourraient être *dissimulées*, si l'on négligeait d'examiner en détail le jeu de toutes les articulations des bras, celles des mains et des doigts particulièrement, et si l'on n'avait soin de faire marcher devant soi tout sujet sur lequel on doit prononcer.

Dissimulation des infirmités précédentes.

FAIBLESSE GÉNÉRALE.

Après avoir successivement examiné toutes les régions du corps, *à capite ad calces,* comme on vient d'en donner l'exemple, il peut arriver que sans avoir remarqué dans aucun organe isolé une infirmité locale, spéciale, assez grave pour rendre, par elle-même, impropre au métier des armes, il résulte cependant de l'ensemble de l'exploration l'opinion que le sujet ne jouit pas de cette force de tout l'organisme qui met à même de résister aux influences extérieures, de cette force qui donne lieu au développement de la réaction, procure à la santé de la constance et de la durée, la rétablit spontanément et promptement, qui constitue enfin l'énergie, la vigueur, non moins nécessaires pour faire un bon service que l'intégrité et le plus ou moins de développement de quelques organes en particulier. C'est ce qu'on entend généralement par *faiblesse de constitution,* expression vague, sans doute, mais qu'on ne peut préciser d'une manière absolue, car l'état dont il s'agit dépend, dans chaque individu, d'une foule de données particulières ou de conditions dont la valeur n'est assignable que lorsqu'on connaît toutes celles avec lesquelles elles coexistent. Néanmoins, voici quelques-uns des traits que l'on peut considérer comme caractérisant le plus souvent cette cause d'inaptitude : taille trop élevée, disproportionnée avec la largeur du corps; cou allongé et mince; poitrine étroite, enfoncée ou aplatie; ventre déprimé. Les membres, au lieu d'être renflés à la partie qui correspond au centre des diaphyses, c'est-à-dire au centre des muscles, et de se rétrécir vers les jointures, présentent un état inverse : les extrémités des os sont gonflées, les articulations empâtées et les parties intermédiaires grêles, effilées; la peau est sèche et rude, ou molle et flasque, dépouillée de poils; les lèvres sont pâles et blafardes; la voix est peu vibrante, la parole peu accentuée, le regard manque de vivacité; les gestes, enfin, sont mous et lents. On n'oubliera pas toutefois qu'il suffirait d'une abstinence prolongée, de l'usage répété de purgatifs violents ou de vomitifs, etc., pour s'exténuer, se faire pâlir le teint, gripper les traits, creuser les joues, enfoncer les yeux, se donner enfin quelques apparences de débilité et d'état valétudinaire. Mais le médecin exercé distinguera facilement cette émaciation factice, de même que celle qui a lieu assez souvent dans la convalescence des maladies aiguës très-graves, à la conservation d'une certaine animation des traits, à des restes de coloration de la peau, qui n'atteint jamais à la pâleur diaphane caractéristique de la faiblesse constitutionnelle.

IMPOTENCE.

La loi du 21 mars 1832 accorde l'exemption au frère puîné d'orphelins de père et de mère, ou au fils ou petit-fils puîné d'une femme actuellement veuve, ou d'un père aveugle ou entré dans sa soixante et dixième année, lorsque le frère ou le fils ou le petit-fils aîné est lui-même aveugle ou atteint de toute autre *infirmité incurable qui le rend impotent.*

L'*impotence,* dans le sens de la loi, doit être considérée comme l'impossibilité, par suite d'infirmités congéniales ou acquises, de pourvoir à sa propre subsistance et de venir en aide à sa famille. Lorsqu'il s'agit d'une infirmité acquise, l'impotence doit s'entendre de l'impossibilité de continuer à exercer la profession que l'on avait embrassée, ou toute autre profession en rapport avec les aptitudes de l'individu.

L'*incurabilité,* quand il ne s'agit pas de la perte absolue d'un membre ou d'un organe important, doit être prononcée lorsque les caractères séméiologiques de la blessure ou de l'infirmité, et l'insuccès de traitements méthodiques suffisamment variés et prolongés, s'accordent à faire présumer que le sujet ne guérira point, à moins de circonstances exceptionnelles que la science et l'expérience ne permettent pas de prévoir.

Les officiers de santé devront se bien pénétrer de l'esprit de la recommandation suivante, insérée au n° 27 de l'Instruction explicative du 30 mars 1832, au sujet de l'exemption accordée aux frères puînés lorsque les aînés sont impotents : « Cette disposition, réclamée instamment dans « l'intérêt des familles, ne sera sans doute appliquée par les conseils « de révision qu'après qu'ils auront bien constaté l'état physique de « l'aîné d'orphelins ou de l'aîné des fils ou petits-fils qui devra procurer « l'exemption à son frère puîné ; les conseils de révision ne voudront « point changer en abus un bienfait réel de la loi. »

CONCLUSION.

En donnant avec quelques développements la nomenclature des infirmités qui plus particulièrement rendent impropre au service militaire, et en indiquant les caractères auxquels, généralement, elles se reconnaissent, la présente instruction ne pose pas des règles absolues, invariables ; elle ne constitue pas un code de prescriptions formelles ; mais les indications qu'elle présente, combinées judicieusement avec les résultats de chaque examen individuel, doivent diriger les officiers de santé et peuvent même concourir à éclairer les diverses autorités chargées de statuer.

Lorsque les officiers de santé qui assisteront les conseils de révision croiront devoir donner des développements à leur avis et le maintenir nonobstant l'opinion opposée du conseil, ils le feront toujours avec la modération et la respectueuse déférence que commandent la position officielle et le caractère des juges, aussi bien que la dignité de leur propre profession. Il y a à ce sujet un principe capital à rappeler : c'est que le médecin expert ne doit pas acquérir pour lui seulement la conviction de l'existence du fait sur lequel il est interrogé ; il doit faire passer cette conviction dans la conscience des juges et dans celle des assistants. Or, pour cela, il convient qu'il se tienne le plus rarement possible à une déclaration pure et simple ; il doit, chaque fois qu'il y a possibilité de le faire, s'appuyer sur une démonstration sensible, matérielle, emportant l'évidence. Mais, en suivant cette voie, il y a un écueil à éviter : c'est de se laisser entraîner par la facilité de démontrer les infirmités externes, et de négliger les lésions internes, presque toujours beaucoup plus graves. Les conseils de révision sont disposés en général à accorder l'exemption pour des infirmités visibles ou palpables, quoique souvent légères, telles que les *varices*, la *cirsocèle* ou *varicocèle*, etc.; et cependant, comme cette facilité doit, par la force des choses, avoir des bornes, ils se montrent plus rigoureux au sujet des altérations viscérales, qui ne frappent pas leurs sens : c'est le contraire qui devrait avoir lieu, et le médecin s'efforcera de faire prévaloir, dans les limites convenables, cette importante considération.

Des jeunes gens montrent quelquefois de la répugnance à se laisser visiter par les gens de l'art. Le ministre a fréquemment invité les conseils de révision à s'efforcer, par un langage simple et persuasif, de faire apprécier l'utilité de cette visite, autant dans l'intérêt de la population que dans celui de l'armée. Les officiers de santé qui en sont chargés doivent, par la manière dont ils s'en acquittent, répondre au vœu du ministre. On ne saurait procéder avec trop de douceur, de patience et d'attention : on ne négligera jamais, surtout, de mettre les jeunes gens à l'abri d'une curiosité indiscrète, et de prendre toutes les précautions nécessaires pour ménager les délicates susceptibilités des familles (1).

Les instructions ministérielles pour la formation des contingents et les comptes annuels du recrutement témoignent que les officiers de santé militaires justifient de plus en plus la confiance qui leur est accordée, et, sans nul doute, les considérations morales exposées dans le préambule de cette instruction suffiront toujours pour les retenir dans

---

(1) Nᵒˢ 17 et 18 de l'Instruction ministérielle du 18 mai 1840.

la ligne de leur devoir. C'est donc pour ordre que les prescriptions suivantes sont rappelées ici :

« Les médecins, chirurgiens ou officiers de santé qui, appelés au
« conseil de révision à l'effet de donner leur avis, conformément à l'ar-
« ticle 16, auront reçu des dons ou agréé des promesses pour être favo-
« rables aux jeunes gens qu'ils doivent examiner seront punis d'un em-
« prisonnement de deux mois à deux ans.

« Cette peine leur sera appliquée, soit qu'au moment des dons ou
« promesses, ils aient déjà été désignés pour assister au conseil, soit que
« ces dons ou promesses aient été agréés dans la prévoyance des fonc-
« tions qu'ils auront à y remplir.

« Il est défendu, sous la même peine, de rien recevoir, même pour
« une réforme justement prononcée. » (Art. 45 de la loi du 21 mars 1832.)

« Il est expressément interdit aux officiers de santé d'examiner préa-
« lablement, chez eux, soit les jeunes gens appelés devant les conseils
« de révision, soit les hommes qui se proposeraient pour servir comme
« remplaçants. » (N° 12 de l'Instruction ministérielle du 18 mai 1840.)